AF577503

Klangschalen für Einsteiger
Das Praxisbuch

Wie Sie mit der Kraft der Klänge seelische & körperliche Leiden heilen und Ihr Wohlbefinden steigern

Maria Neuberg

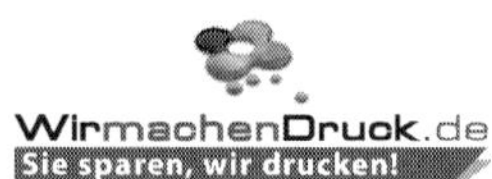

Alle Ratschläge in diesem Buch wurden vom Autor und vom Verlag sorgfältig erwogen und geprüft. Eine Garantie kann dennoch nicht übernommen werden. Eine Haftung des Autors beziehungsweise des Verlags für jegliche Personen-, Sach- und Vermögensschäden ist daher ausgeschlossen.

ISBN: 978-3969304617

Email: info@edition-lunerion.de
www.edition-lunerion.de

Psiana eCom UG
Berumer Str. 44
26844 Jemgum

INHALT

Vorwort

Klein, größer oder ganz groß, dunkle oder helle Töne – Klangschalen gibt es in den unterschiedlichsten Formen und Varianten, was sie aber alle gemeinsam haben, ist ihre ganz besondere Wirkung auf den menschlichen Organismus. Die Schwingungen der Klänge resonieren mit verschiedenen Ebenen des Körpers und können so auf sanfte und verblüffend starke Art zugleich Stress und Anspannung lindern oder gar auflösen. Das klingt nach Hokuspokus? Ist es nicht, ganz im Gegenteil sind die zugrundeliegenden Prinzipien von Schallwellen, Resonanz & Co. handfeste Physik und die können Sie dank leicht verständlicher Erläuterungen in kürzester Zeit selbst anwenden. Darüber hinaus entdecken Sie wirksame Techniken, um gezielt spezifische Beschwerden wie Kopfschmerzen, Verdauungsbeschwerden oder Bluthochdruck zu mildern und dank ausführlichem Grundwissen über Modelle, Verwendungstechnik und Eigenschaften finden Sie ganz einfach die perfekte Klangschale für Ihre Zwecke. Dieser einfühlsame Ratgeber zeigt Ihnen, wie die Klangschale Sie Stück für Stück näher zu Ihrem Selbst bringt und Ihnen zu nie dagewesenem ganzheitlichem Wohlgefühl verhilft.

Viel Spaß mit dem besonderen Singen der Schalen!

Das Singen der Schalen

Jeder, der einmal das sogenannte ‚Singen' einer Klangschale hören durfte, ist fasziniert von der Einzigartigkeit und Tiefe des langanhaltenden schwingenden Klangs. Wenn Sie sich auf die Erfahrung einlassen, die Augen schließen und in sich hineinspüren, werden Sie feststellen, welch eine Kraft in den ausgesendeten Schwingungen und den akustischen Reizen des Instrumentes stecken. Es scheint so, als würde der Klang den Geist tiefer und tiefer in die Stille führen, an einen inneren Ort, an dem lediglich Entspannung, Wohlgefühl und Frieden präsent sind. Ist es nicht genau jener physische und psychische Zustand, den wir nach einem gestressten Arbeitstag erreichen wollen? Mit Zuversicht kann ich Ihnen sagen, dass Sie mithilfe der Klangschalen Ihr Leben verändern können. Die Zeiten sind nun vorbei, in denen Sie sich erschöpft dem Stress ergeben müssen, weil Sie keinen Ausweg mehr sehen. Die Zeiten sind vorbei, in denen Sie nicht wissen, was Sie tun sollen, um entspannen und Ihre Wunden heilen zu können – geistig, körperlich wie auch seelisch. Manchmal sind hierauf der harmonische Klang und die darauffolgende Entspannung genau das, was Sie benötigen, um sich selbst zu helfen.

Sie sollen mit den hier dargelegten Informationen dazu ermutigt werden, in einem Moment des Stresses als Allererstes sich selbst zu fragen, was gerade Ihre Bedürfnisse sind. Vertrauen Sie darauf, wenn die Antwort Ruhe, Entspannung und Stille lautet, und helfen Sie sich selbst. Gehen Sie dem Wunsch Ihres Körpers nach, indem Sie in die Welt der Klänge eintauchen.

Wann immer Sie es benötigen, steht die Klangschale bereit, um Sie auf allen Ebenen zu faszinieren und zu berühren. Ihr Anwendungsfeld ist so vielfältig, da diese beeindruckenden Instrumente mit ihren heilenden Wirkungen auf den menschlichen Körper und Geist direkt auf die Wurzel des Problems eingehen. Klangschalen behandeln keine Symptome des Stresses, sondern Sie beseitigen diesen schlichtweg. In diesem Buch erwartet Sie eine umfangreiche Zusammenstellung von Informationen rund um die Klangschalen, die Ihnen alles Wissen vermitteln, das Sie benötigen, um einerseits die Hintergründe und die Wirkungsweisen der Instrumente zu verstehen und um andererseits mit diesen umgehen zu können. Dabei wurde stets darauf geachtet, dass die Informationen praxisbezogen und vor allem alltagsnah formuliert sind, sodass Sie mit zahlreichen Schritt-für-Schritt-Anleitungen die Theorie in die Praxis transformieren können. Freuen Sie sich darauf: Am Ende dieses Buches werden auch Sie in der Lage sein, den Klangschalen Ihr typisches himmlisches Singen zu entlocken. Um die Wirkungsweisen der Klangschalen verstehen zu können, werden Sie am Anfang dieses Buches in die Thematiken der Schwingung und der Resonanz eingeführt. Dabei wird geklärt, was Klang überhaupt ist und wie Musik auf den menschlichen Körper wirkt. Sie erfahren etwas über den Ursprung der Klangschalen, unter anderem darüber, wie diese bereits vor Jahrhunderten in verschiedenen Kulturen für spirituelle und gesundheitliche Praktiken angewandt wurden.

Das anschließende Kapitel befasst sich mit allen wissenswerten Informationen rund um diese besonderen Instrumente: Welche Arten gibt es? Wie werden sie hergestellt und gepflegt? Welche Dinge gibt es beim Kauf einer Klangschale zu beachten und welche Tipps vereinfachen die Suche?

Nachdem Sie tiefer in die Welt der Klangschalen eingetaucht sind, geht es mit den praktischen Hinweisen zur Nutzung der Instrumente weiter. Erfahren Sie, welche Techniken es zum Anspielen gibt und wie die Schalen genutzt werden können, bevor Sie eine Einführung in die klassische Klangschalenmassage erhalten. Lernen Sie leicht verständliche und dennoch höchst wirkungsvolle Methoden zur Anwendung von Klangschalen kennen, die Sie durch übersichtliche Schritt-für-Schritt-Anleitungen inklusive hilfreicher Tipps bei sich zu Hause durchführen können. Doch damit ist es noch nicht genug, denn es folgen Rituale für den Alltag, die das Potenzial haben, Ihre Lebensqualität und die Ihrer Mitmenschen um ein Vielfaches zu verbessern. Freuen Sie sich auf ein ganz besonderes Bonuskapitel: Hier geht es um die Aura des Menschen und darum, wie wir mit Klangschalen auf diese positiv einwirken können.

Im Einklang mit sich selbst und der Welt

Das Leben der modernen Gesellschaft bringt nicht nur neue Errungenschaften, Entdeckungen und persönliche Bereicherungen mit sich, denn bei all dem Arbeiten, Schuften und Rackern nehmen wir uns nur wenig Zeit und Raum für uns selbst. Unsere eigenen Bedürfnisse werden häufig über eine längere Dauer hinweg beiseite geschoben oder gar ignoriert, denn es gilt, wichtige Termine einzuhalten, Meetings wahrzunehmen und Deadlines nachzukommen, um für das sichere Einkommen zu sorgen. All diese beruflichen und auch privaten alltäglichen Pflichten erfordern unsere gesamte Aufmerksamkeit, sodass wir nicht selten abends völlig erschöpft und müde ins Bett fallen und trotzdem nur schwer einschlafen können. Sorgen, Anspannungen und Ängste halten uns dauerhaft in einem überreizten Zustand, sodass wir nur mit Mühe zur Ruhe kommen und uns entspannen können – diese Entwicklung innerhalb der Gesellschaft ist sehr bedenklich.

Ist der arbeitswütige und schwer beschäftigte Mensch nicht in der Lage, einen Ausgleich zwischen Arbeit und Freizeit, zwischen Anspannung und Entspannung, zwischen Aufregung und Ruhe zu finden, werden sich die ersten physischen und psychischen Beschwerden bemerkbar machen. Nach und nach sammeln sich diverse Leiden an und möglicherweise fragt sich der Betroffene, warum er mit so vielen unangenehmen und belastenden Krankheiten zu kämpfen hat. Der menschliche Körper ist ein wahres Meisterwerk der Natur, denn er trotzt so manchen Gefahren sowie Herausforderungen, und das allein aus eigener Kraft – doch kein Körper der Welt kann eine Dauerbelastung oberster Stufe aushalten und dabei noch zu 100 Prozent voll funktionstüchtig sein. Dafür ist er einfach nicht geschaffen worden.

Die Lösung für dieses Problem ist denkbar einfach: Der Mensch benötigt Ruhe und Entspannung, damit sein Körper seine natürliche Selbstheilungskraft aktivieren kann und somit physische und psychische Leiden vermindert. Doch wie kann dies erreicht werden?

Dass akustische Schallwellen direkt auf den Menschen wirken, ist uns allen bewusst. Denken wir dabei nur einmal an bestimmte Songs und Musikstücke, die uns zum Beispiel zum Weinen bringen oder die pure Lebensfreude in uns erwecken können. Während der Klangtherapie wird dieses Phänomen intensiv genutzt. Ähnlich wie starke Vibrationen, die am ganzen Körper wahrgenommen werden, wenn man sich direkt vor einen großen Lautsprecher stellt, dringen auch alle weiteren Klänge und Schwingungen in unseren Körper bis in jede Zelle vor.

Der Ansatz der Naturmedizin, darunter findet sich unter anderem auch die Traditionelle Chinesische Medizin, besagt, dass Leiden und Krankheiten durch Blockaden im Körper entstehen. Mithilfe der Kraft der Schallwellen ist es möglich, auf der energetischen Ebene Störungen, das heißt Blockaden des Energieflusses, zu beseitigen, die ein Ungleichgewicht der Lebenskraft hervorrufen. Wenn die menschliche Aura durch Blockaden auf körperlicher oder geistiger Ebene verzerrt ist, nimmt der Betroffene dies als Krankheit wahr. Es genügt also nicht, sich allein auf die physische Ursache eines Leidens zu konzentrieren, denn auch in den Energiefeldern muss Balance herrschen, damit der Mensch vollumfänglich gesund werden kann.

Dies kann durch harmonische Klänge wie die der Klangschalen erreicht werden: Töne dringen dank ihrer Schwingungen in die tieferen energetischen Schichten unserer Aura ein und erzeugen dort Resonanz.

Jeder Mensch, aber auch alles andere Lebendige auf der Erde, besitzt eine **Aura**, das ist ein für das Auge in der Regel nicht sichtbares Energiefeld um den Körper herum. Neben dem physischen Körper, den wir berühren, fühlen und sehen können, umgeben uns weitere sieben Körper, die auf verschiedenen Ebenen schwingen. Demnach weisen diese unterschiedliche Eigenschaften auf, wie zum Beispiel innerhalb der Farben und der Bedeutung. Sie beeinflussen uns nicht nur in physischer, sondern auch in geistiger, emotionaler und spiritueller Hinsicht.

Die Aura des menschlichen Körpers besteht also aus verschiedenen einzelnen Körpern, wobei der physische Körper am grobstofflichsten, also am dichtesten ist – deshalb ist er für unsere Sinne spürbar. Die feinstofflicheren Körper hingegen schwingen auf einer höheren Ebene und durch diese Frequenz bilden sie eine Art Kraftfeld um uns herum. Jede „Schicht" entspricht dabei einer bestimmten Bewusstseinsebene und alle Schichten stehen ständig in Interaktion miteinander. Diese Felder sind von innen nach außen:

- Ätherischer Körper (rot – Körperlichkeit, Sinne)
- Emotionaler Körper (orange – Emotionen, Träume, Vorstellungen)
- Mentaler Körper (gelb – Gedanken, Mentales, Ego)
- Astraler Körper (grün – Verbindung zur spirituellen Ebene)
- Ätherische Blaupause (hellblau – entspricht dem materiellen Körper in geistiger Form)
- Himmlischer/spiritueller Körper (dunkelblau – Intuition, Weisheit, spirituelles Bewusstsein, bedingungslose Liebe)
- Kausaler Körper (violett – Umfasst alle Körper, Verbindung zur Seele)

Besonders die ätherische Blaupause, jener Körper des menschlichen Energiefeldes, der das geistige Spiegelbild des materiellen Körpers darstellt, kann durch heilende Klänge stimuliert werden. Diese fünfte Schicht entspricht einer Schablone unseres sichtbaren Körpers und steht somit in direkter

Verbindung mit sämtlichen Organen, Geweben und Zellen. Während einer Klangtherapie wird Einfluss auf die ätherische Blaupause genommen und mit der Heilung der dort entstandenen energetischen Störungen behandeln wir gleichzeitig die parallel im physischen Körper bestehenden Krankheiten. Dabei ist zu beachten, dass die Klänge die richtige Frequenz aufweisen, damit sie mit dem Energiefeld des jeweiligen Menschen in Resonanz gehen und deren Schwingung verstärken. Im Kapitel ‚Energiearbeit' wird noch näher darauf eingegangen, welche Frequenzbereiche das genau sind.

ALLES IST SCHWINGUNG UND RESONANZ

Ein Musikstück ist eine Zusammensetzung aus einzelnen Tönen, deren akustische Schwingungen mit uns in Interaktion treten. Je nachdem, welche Klänge gehört werden, werden auch unterschiedliche Reaktionen und Stimmungen in uns erzeugt. Mit gewissen Schallfrequenzen gehen wir in Resonanz, das heißt, dass wir ihre Schwingungen aufnehmen und unsere eigene Frequenz diesen anpassen. Sie können einerseits tiefe Entspannung und ein angenehmes Wohlempfinden in uns auslösen, während wir uns bei anderen Tönen wiederum plötzlich sehr unruhig und gestresst fühlen. Klänge beispielsweise, die unserer eigenen Stimme ähnlich sind, und jene, die dem Herzschlag der Mutter aus der Sicht des ungeborenen Babys ähneln, nehmen wir grundsätzlich als sehr angenehm wahr, weshalb diese einen Zustand der Entspannung in uns auslösen.

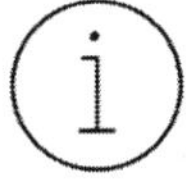

Der Begriff **Resonanz** geht auf das lateinische Wort „resonare" zurück und bedeutet so viel wie „widerhallen". Der Ursprung dieses Verbs wiederum liegt im lateinischen „sonare", das mit „(er)tönen, klingen und (er)schallen" übersetzt werden kann. Resonanz bezeichnet in der Physik ein durch eine äußerliche Anregung schwingendes System. Übertragen auf ein praktisches Beispiel, etwa ein Kind, das auf einer Schaukel sitzt, bedeutet es, dass dieses Kind in einer bestimmten Frequenz, seiner Eigenfrequenz, schaukelt. Wenn nun die Mutter dazukommt und es anschubst, ist sie in diesem Fall die Anregung von außen. Sie besitzt eine individuelle Frequenz, die sogenannte Anregungsfrequenz. Bei der Unterstützung des Schaukelns und nur, wenn die Eigenfrequenz des Kindes mit der Anregungsfrequenz der Mutter übereinstimmt, sie also in Resonanz gehen, wird die Schaukel höher und höher schwingen. Dieses Prinzip lässt sich auch auf unseren Themenbereich der Klänge übertragen. Töne erklingen zum Beispiel lauter, wenn diese mit der passenden Frequenz angeregt werden, denn dann entsteht Resonanz und die Schwingung vergrößert sich, was wir wiederum als einen lauteren akustischen Ton wahrnehmen. Wenn Sie also eine Klangschale mit einem Schlägel anspielen, entsteht der für dieses Instrument typische Klang aufgrund der Schwingung der Schale, die durch die externe Anregung, die in diesem Fall Sie sind, die mit dem Schlägel anspielt, ausgelöst wird.

Ton, Klang, Geräusch: Eine Einführung in die Welt der Musik

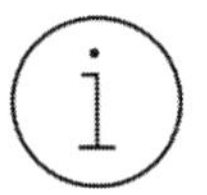

Töne sind einzelne Schallwellen, die wir akustisch wahrnehmen. Ein **Klang** hingegen besteht aus verschiedenen Tönen, genauer betrachtet bildet er die Gesamtheit aus gewissen Grundtönen und Obertönen, also mehreren Frequenzen. Die menschliche Stimme oder die Musik, die ein Instrument erzeugt, ist demnach ein Klang, denn physikalisch betrachtet besteht ein Ton lediglich aus einer einzigen, reinen Schallwelle, die sich nicht mit weiteren Teiltönen vermischt und nur eine Frequenz besitzt. Ein **Geräusch** bildet sich aus vielen Tönen mit ungleichmäßigen Schwingungen ohne konkret zusammenhängende Frequenzen.

Das kleinste Element, aus dem der Klang einer Klangschale, aber auch jeder anderen Musik besteht, ist die hörbare Schallwelle. Sie entsteht, wenn zum Beispiel durch einen externen Faktor die Moleküle in der Luft zum Schwingen angeregt werden und sich von dort aus weiterverbreiten. Ein Beispiel hierfür ist ein Stein, der in das Wasser geworfen wird, wobei die daraufhin entstehenden, sich kreisförmig ausbreitenden Wellen dank des Mediums Wasser sichtbar werden. Ebenso verhält es sich auch in der Luft, nur, dass hier die in

Bewegung geratenen Moleküle nicht sichtbar sind. Hörbar können sie jedoch alle Male sein: Sind die aufgetretenen Luftveränderungen intensiv genug, nehmen unsere Ohren diese als Schall wahr.

In der Physik wird eine einzige Schallwelle, die akustisch wahrnehmbar ist, als Ton bezeichnet. Doch da diese Reinheit nicht in der Natur existiert und lediglich von einem Tongenerator generiert werden kann, spricht man von einem Klang. Nichts Natürliches erzeugt eine einzige, kontinuierlich identische Schallwelle, vielmehr besteht jedes akustische Geräusch aus Tonreihen bzw. Mischungen verschiedener Töne. Die Ursache liegt darin, dass beispielsweise Musikinstrumente immer ein Spektrum an Tönen aufweisen. Es existiert keine Saite, die perfekt linear schwingt, zudem schwingt der Klangkörper immer mit und beeinflusst dadurch den entstehenden Klang. Auch eine Sängerin erzeugt eine Mischung aus verschiedenen Tönen, denn Stimmbänder können nicht linear schwingen. Hier ist der Körper der Musikerin der Klangkörper, der ebenso Einfluss auf das akustische Endergebnis nimmt. Wie Sie sehen können, existiert in der Natur immer nur ein Spektrum an Tönen, die als Klang bezeichnet werden, und das ist auch gut so: ein reiner, von einer Maschine erzeugter Ton ist wortwörtlich „eintönig". Würde Musik nicht aus diversen Klängen bestehen, so wäre sie für uns langweilig. Die Musik zeichnet sich dabei besonders durch ihr Zusammenspiel von miteinander harmonierenden Tönen aus. Sie bedient sich der sogenannten Tonleitern, was Töne sind, die aufeinander aufbauen. Das verbreitetste Tonsystem, das auch als Norm der modernen Musikindustrie gilt, hat den Umfang von einer Oktave und besteht aus der Dur- oder Moll-Tonleiter.

Das achtstufige Intervall zwischen zwei gleichen Tönen innerhalb einer Tonleiter wird **Oktave** genannt.

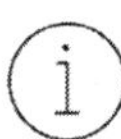

Des Weiteren existieren viele andere Tonsysteme, wie zum Beispiel der chinesische zwölf *Lü*, die japanische *Pentatonik*, Kirchentonleitern, das altgriechische *Aulos-Modi* oder die indischen *Ragas*. Was die Tonleitern der Welt vereint, ist, dass die einzelnen Töne in einem bewussten Zusammenhang zueinander stehen. Reiht man diese Tonleitern künstlerisch aneinander, ergeben sich Klangreihen bis hin zu Melodien, die wir als **Musik** bezeichnen. Damit wir Musik auch akustisch wahrnehmen können, wird eine Schallquelle benötigt. Sie kann natürlichen oder künstlichen Ursprungs sein: So sind nicht nur Lautsprecher, Maschinen, Fahrzeuge oder Werkzeuge Quellen für Töne, sondern auch Musikinstrumente und die eigene Schwingung. Damit sich ein Gegenstand dazu eignet, Töne hörbar zu machen, muss er lediglich in der Lage sein, zu schwingen. Die Luftströme, die ihn umgeben, müssen in Schwingung versetzt werden, damit die Schallquelle Töne an unser Ohr trägt. Zudem muss natürlich auch unser Körper dazu fähig sein, den Ton zu empfangen. Klangschalen können dank ihrer Beschaffenheit hervorragend in Schwingung versetzt werden, da das Material beim Anschlagen beginnt, zu vibrieren. Diese Vibrationen übertragen sich auf die sie umgebende Luft und breiten sich in Form von Schallwellen aus, wobei sie auch unser Ohr erreichen. Das „Singen" der Klangschalen besteht somit aus nichts weiter als Luftmolekülen, die in Schwingung versetzt wurden.

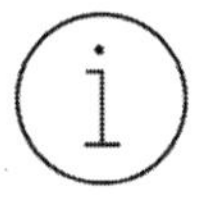

Übrigens kann der Mensch lediglich Geräusche, Klänge und Musik in dem Frequenzbereich zwischen 16 Hz und 20.000 Hz hören. Das bedeutet jedoch nicht, dass dies die einzigen Töne sind, die hörbar sind.

Die Wirkung von Klängen auf den menschlichen Körper

Wenn wir Töne und Musik wahrnehmen, die uns guttun, so reagieren unser Körper und unser Geist sofort auf diese Schwingungen. Die Wahl der Musik entscheidet darüber, in welcher Form die Nerven stimuliert werden. Liegen die Frequenzen der Klänge in einem höheren Bereich, wirken sie anregender als jene, die in einem tieferen Bereich liegen. Es wird vermutet, dass dieser Umstand mit dem Geräusch des schlagenden Herzes der Mutter einhergeht, welches das noch ungeborene Kind im Mutterleib über mehrere Monate hinweg wahrnimmt. Dieser Klang des schlagenden Herzes befindet sich ebenso in einem tieferen Frequenzbereich, weshalb das Kind diesen als beruhigend empfindet. In seinem Gehirn werden Verbindungen zwischen dem Klang und den wahrgenommenen Emotionen aufgebaut, die das ganze Leben über bestehen bleiben. Während dieser Entwicklungsstufe bedeutet die Geborgenheit, die das Kind mit dem Klang empfindet, absolute Sicherheit und tiefes, unerschütterliches Urvertrauen. Hört das Kind diese Frequenzen in Form von tiefen und beruhigenden Klängen auch in seinem späteren Leben, so erinnert sich sein Unterbewusstsein an die Erfahrung im Mutterleib und die damit verbundenen Gefühle der Geborgenheit. Die Emotionen kommen immer dann an die Oberfläche, wenn der Mensch ein Geräusch mit einem ähnlichen Frequenzbereich hört, was wir uns während der Klangtherapie zu Nutze machen, denn diese zielt vor allem auf die Tiefenentspannung ab. Nichtsdestotrotz haben Töne mit höheren Frequenzen ebenfalls heilende Fähigkeiten.

Auch Klangschalen gelingt es, uns so durch ihr „Singen" auf allen Ebenen zu erreichen. Klänge wirken zwar auf jeden Menschen unterschiedlich, egal, ob es der ‚Spieler' oder ‚Bespielte' ist, doch im Allgemeinen stärken sie die Nerven und stabilisieren uns. Darüber hinaus können durch Klang und Resonanz Schmerzen gelindert und Verspannungen aufgelöst sowie der Blutdruck gesenkt werden. Nicht nur zahlreichen Beschwerden und Leiden, wie Kopfschmerzen, Migräne, Tinnitus, Atembeschwerden und Hyperaktivität, wird entgegengewirkt, sondern es wird auch das Immunsystem gekräftigt und ein gesunder Schlafrhythmus gefördert. Da angenehme Musik die Schwingung in den Körperzellen erhöht, werden diese nicht nur gereinigt, sondern zudem verjüngt und somit leistungsfähiger. Das resultiert wiederum in einem kräftigeren Muskelaufbau. Zusammengefasst wird die gesamte Lebensenergie, die den menschlichen Körper durchfließt, aktiviert und zum Fließen angeregt, wodurch Blockaden, ob physischer oder psychischer Natur, aufgelöst werden können.

HEILUNG DURCH MUSIK

Die monotonen Töne der Klangschalen wirken sich auf Körper, Geist und Seele gleichermaßen wohltuend aus. Es ist fast nicht möglich, sich während einer Klangmassage nicht zu entspannen, einen inneren Frieden und Gelassenheit zu erfahren. Aus diesem Grund ist die Klangtherapie eine hervorragende Methode zur Verbesserung depressiver Verstimmungen und des Burn-out-Syndroms. Sämtliche seelische und emotionale Belastungen sowie Nervosität, innere Unruhe, Stress und Ängste erfahren eine Linderung. Ein Mangel an Lebensfreude und -mut wird ausgeglichen, sodass zudem das eigene Selbstwertgefühl gestärkt wird. Wir nehmen das durch vermehrte Kraft, Entspannung und Mut wahr, die uns neue Vitalität für den Alltag schenken. Selbst auf unser persönliches Wachstum der eigenen Identität haben Klänge einen Einfluss, sodass wir auf unserem individuellen Pfad zur Selbstverwirklichung unterstützt werden können.

Übrigens haben zahlreiche Experimente bewiesen, dass nicht nur Menschen auf Klänge positiv reagieren, sondern auch Tiere und sogar Pflanzen. Dies zeigte sich unter anderem in einer erhöhten Ausgeglichenheit bei den Lebewesen sowie einem kräftigeren und gesünderem Pflanzenwachstum. Der Anwendungsbereich der Klangtherapie, also auch jener der Klangschalen, ist demnach enorm.

Doch wie genau kommt diese positive Eigenschaft der Klangschalen zustande?

Geräusche, Töne, Musik und Klänge, die alle zu Schallwellen zusammengefasst werden können, werden im menschlichen Gehirn immer gemeinsam mit Emotionen verarbeitet, die auf dem eigenen Gedächtnis basieren. Dort werden die Gefühle in Verbindung mit den akustischen Schwingungen gespeichert, sodass ein simples Geräusch in uns eine Reihe von Reaktionen auslösen kann. Sie kennen es bestimmt selbst, dass sie bei dem Ertönen eines bestimmten Songs plötzlich an einen anderen Menschen oder eine Situation denken müssen und Gefühle erleben, als würden sie diese Erinnerung noch einmal hautnah erleben. In der Natur ist dieses Phänomen äußerst hilfreich und hat unter anderem das Überleben der Menschheit gesichert. Bei Geräuschen zum Beispiel, die Gefahr androhten, wie bei einem nahenden Raubtier, das sich durch raschelndes Gebüsch verraten hat, erhöhen sich sofort die Herzfrequenz sowie der Blutdruck und das Stresshormon Adrenalin wird ausgeschüttet, wodurch der Körper in der Lage ist, sofort ums Überleben zu kämpfen oder gegebenenfalls die Flucht zu ergreifen.

Analog zu diesem Beispiel, das die anregenden Effekte von Geräuschen verdeutlicht, kann Musik auch entspannende Emotionen hervorrufen. Manche Klänge vermitteln uns das Gefühl von Sicherheit und Geborgenheit, was dazu führt, dass sich der Blutdruck senkt und die zusätzlich beruhigende Bauchatmung einsetzt. Der ganze Körper stellt sich automatisch auf einen Ruhezustand ein, in welchem er in der Lage ist, Störungen, wie körperliche Beschwerden, zu heilen. Diesen Effekt, der auch durch Klangschalen hervorgerufen wird, macht sich die Klangtherapie konkret zu Nutze.

Die Schwingungen, die durch das Anschlagen der Klangschalen entstehen, werden durch die Haut in das Gewebe und in die Zellen des Körpers übertragen. Dort angekommen, haben sie einen Einfluss auf die grundlegendsten Funktionen des Körpers, indem die Klänge durch ihre Frequenzen die kleinsten Elemente in Schwingung versetzen. Wie wir bereits gelernt haben, geht der gesamte Körper somit in Resonanz mit der Musik und schwingt sich auf dieser Ebene der Heilung ein. Harmonie, Entspannung und Wohlempfinden breiten sich aus: Die Durchblutung des gesamten Organismus wird dadurch gefördert, die Organe werden stimuliert und somit wirken sich die Schwingungen auch auf erkrankte Bereiche des Körpers aus. Auch die Nerven gehen in Resonanz mit den Klängen. Da sich durch das Klingen der Schale geringfügige, aber dennoch äußerst wirkungsvolle Vibrationen mit verschiedenen Frequenzen bilden, gehen auch die Nerven mit den Klängen in Resonanz. Ähnlich wie bei dem zuvor erwähnten großen Lautsprecher: Wenn man direkt vor diesem steht, werden die Nerven angeregt. Bevor wir tiefer in die Materie der Klangschalen eindringen und ergründen, mit welchen konkreten Methoden wir Heilung durch diese erfahren können, widmen wir uns zunächst der Geschichte dieser.

DER URSPRUNG UND DIE GESCHICHTE DER KLANGSCHALEN

Die genaue Herkunft der Klangschalen ist bis heute nicht vollständig geklärt. Bekannt ist, dass sie bereits seit Jahrhunderten im asiatischen Raum in vielfältiger Weise und mit unterschiedlichen Verwendungszwecken angefertigt und genutzt werden. Durch die Eroberung Tibets durch China ging im Laufe der Zeit viel wertvolles und geheimes Wissen rund um die traditionellen Herstellungsverfahren und die Wirkungsweisen der Klangschalen verloren. Es kursieren jedoch etliche Vermutungen, Geschichten und Mythen, die angeblich ihren Ursprung und Nutzen erklären – wie viel Wahrheit und wie viel Erfindung in diesen Angaben stecken, kann nicht eindeutig bewiesen werden. Um diese Geheimnisse besser ergründen und verstehen zu können, bemühen sich mittlerweile viele Forscher darum, den ursprünglichen Charakter der Klangschalen wiederzuentdecken.

Der Himalaya – die Urquelle spiritueller Weisheiten

Die allgemeine Vermutung besagt, dass die Klangschalen ihre Herkunft in der Region des Himalayas fanden und von dort aus die restliche Welt eroberten. Der Himalaya ist der größte Gebirgszug der Erde und lässt sich in Asien lokalisieren. Er befindet sich an den Grenzen zwischen den Ländern Indien, Nepal, China, Pakistan und Bhutan und erstreckt sich über 2500 Kilometer. Die dort lebenden Menschen fühlen sich größtenteils dem tibetischen Buddhismus, dem pakistanischen Islam und dem indischen Hinduismus angehörig. Auch wenn die verschiedenen Glaubensrichtungen unterschiedliche Ansätze und Lebensweisen verfolgen, so erkennen sie alle dieses gewaltige Hochgebirge als einen heiligen Ort an, der eine einzigartige Quelle enormer Urkraft darstellt. Aus diesem Grund wird der Himalaya besonders von Menschen mit spirituellem und geistigem Interesse aufgesucht. Der Gebirgszug wird von den Gläubigen als ‚die Heimat der Götter' bezeichnet, die als Brücke zwischen dem Irdischen und dem Himmlischen agiert. Daher nutzen viele diesen Ort als Zugang zu einer intensiveren spirituellen, aber auch heilenden Erfahrung. So wird auch spekuliert, dass im alten Tibet schamanische Rituale durch die Schwingungen der Klangschalen mit der ihnen innewohnenden heilenden Wirkung auf Körper, Geist und Seele vervollständigt wurden. Erwiesen ist allerdings nur, dass sie ursprünglich als traditionelles Geschirr genutzt wurden.

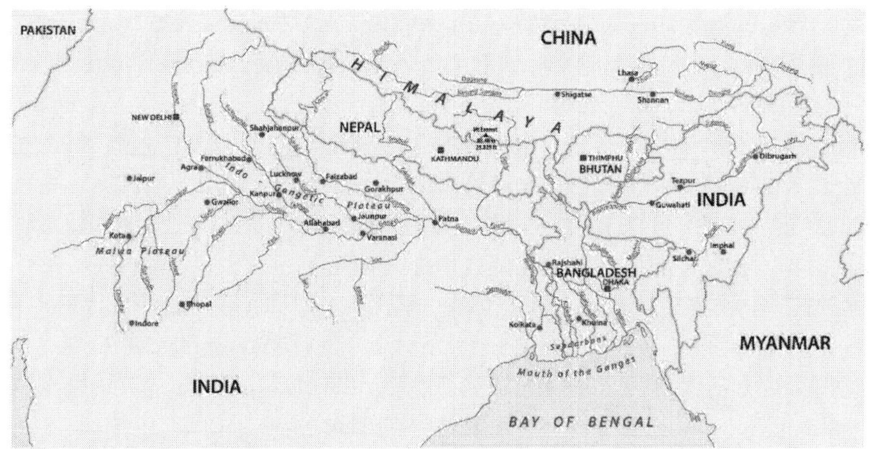

Der Aufstieg der Klangschalen: Von Bettelschale zum weltweit anerkannten Klanginstrument

Im ursprünglichen Buddhismus dienten die uns heute bekannten Klangschalen außerdem als Bettel- und Opferschalen und auch in Japan beispielsweise werden ähnliche Gegenstände im Zen-Buddhismus genutzt. Die „Keisu" beispielsweise ist eine Standglocke, die wie eine Klangschale während der Rezitation spezieller Texte mithilfe eines Klöppels aus Holz angeschlagen wird. Außerdem wird die „Inkin", eine Stabglocke, als akustische Ankündigung des Beginns und des Endes einer Zen-Meditation verwendet.

Von Hippies, singenden Schalen und Trance

In welcher Region bzw. in welcher Kultur der Ursprung der Klangtherapie letztendlich liegt, ist nach wie vor ungewiss, bekannt ist jedoch, dass sich diese Form der Heilmethode ihren Weg etwa Mitte des 21. Jahrhunderts in die westliche Welt bahnte. In den 1960er Jahren blühte die Hippie-Kultur in den USA auf und diese freiheitliche Jugendbewegung zeigte Interesse an den fernöstlichen Ländern rund um den Himalaya. Die Anhänger folgten dem Ruf nach dem Sinn des Lebens und der spirituellen Erleuchtung und reisten nach Indien und Nepal, wo sie ihre ersten Bekanntschaften mit dem traditionellen Essgeschirr der Einheimischen machten. Schnell fiel ihnen auf, welche Auswirkungen die sogenannten „singenden Schalen" auf den Körper und den Geist hatten: Begeistert von der Ruhe, Entspannung und den positiven Gefühlen, die die Klangschalen bei ihnen auslösten, reisten sie nicht ohne einige Exemplare zurück in die westliche Zivilisation. In den USA wurde das einfache Essgeschirr als Musikinstrument und Hilfsmittel für Meditationen genutzt, da, richtig eingesetzt, mithilfe der Klänge der Schalen ein tranceartiger Zustand erreicht werden kann, wodurch man in tiefe meditative und spirituelle Erkenntnisse geleitet werden kann. Es dauerte nicht allzu lange, bis die Methoden der Klangschalen und die Klangschalentherapie, begleitet von der aufsteigenden Yoga-Bewegung, in den 80er Jahren auch nach Europa überschwappten.

Wissenswertes

Die Welt der Klangschalen ist umfassend und komplex. Die verschiedenen Kulturen auf der Erde haben jeweils ihre eigenen Auffassungen, Ansätze und Wirkungsweisen hinsichtlich dieser speziellen Instrumente entwickelt. Diese setzten sich im Laufe der Zeit zu festen Traditionen zusammen, die am heutigen Tag bereits seit hunderten von Jahren bestehen. All das Wissen, das unsere Vorfahren über einen sehr langen Zeitraum erforscht und entdeckt haben, verhilft uns nun weiter, mithilfe von Klang zu unserem Wohlbefinden zurückzukehren.

MATERIALIEN, FORMEN UND GRÖSSEN

Die Materialien, Formen und Größen der klingenden Schalen variieren stark, ebenso wie das Herstellungsverfahren dieser. Jede Kultur hat ihre eigenen Traditionen und Techniken, die sie in die Metallzusammensetzung, Anfertigung sowie Gestaltung einfließen lassen. Das Ergebnis ist jedes Mal ein handgefertigtes individuelles Unikat, das in seiner Optik, seinem Klang und seiner Wirkung auf den Menschen keiner anderen Klangschale auf der Erde gleicht.

Materialien

Klangschalen werden klassischerweise aus einem Gemisch verschiedener Metalle gefertigt. Meist werden dafür zwischen fünf bis zwölf Materialien verwendet, das heißt, der Hauptbestandteil der Instrumente besteht aus einer Legierung: Unterschieden wird zwischen einer Bronze-Legierung, die sich aus Kupfer sowie Zinn zusammensetzt, und einer Messing-Legierung, die wiederum Kupfer und Zink beinhaltet. Beide Materialien sind durch ihre typische goldgelbe, manchmal ins bräunlich-rötlich gehende Farbe erkennbar – je nachdem, zu welchem Anteil die jeweiligen Metallteile angemischt wurden. Zusätzlich werden weitere Metalle der Legierung beigegeben, um die Wirkung der Klangschalen zu unterstreichen und zu intensivieren. Darunter befinden sich auch Edelmetalle, wie zum Beispiel Gold oder Silber, von welchen angenommen wird, dass sie in der Lage sein können, den therapeutischen Nutzen der Exemplare zu verstärken. Der Anteil dieser ergänzenden Metalle ist jedoch verschwindend gering, denn um einen heilenden Effekt zu erzeugen, wird von diesen Materialien nicht viel benötigt.

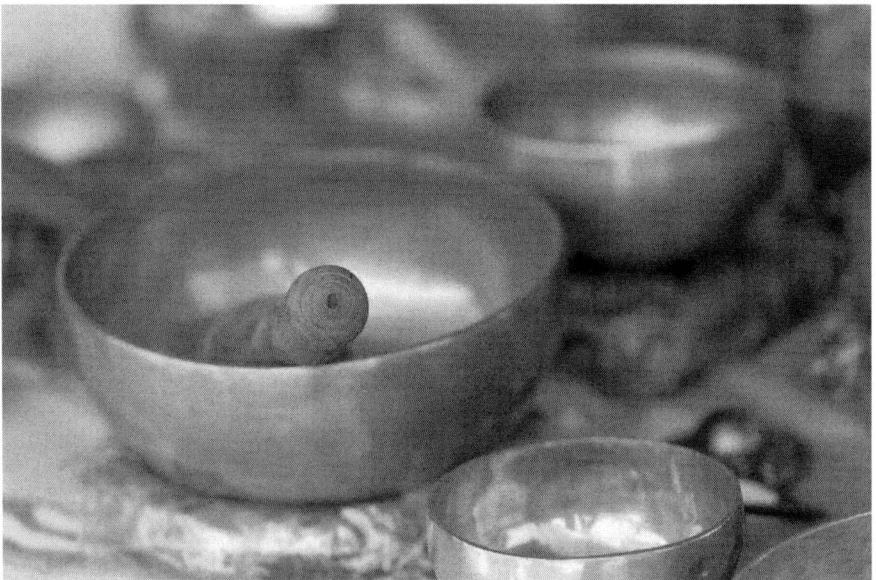

Je nachdem, welches Metallgemisch bei der Herstellung einer Klangschale verwendet wurde, verändert sich auch das Klangverhalten dieser. Bronze-Legierungen beispielsweise kreieren einen erhabenen und hallenden Ton, weshalb dieses Material besonders beliebt für die Anfertigung von Klangschalen sowie Gongs ist. Messing-Legierungen hingegen zeichnen sich durch einen eher helleren und schärferen Ton aus, der sich wiederum eher für die Herstellung von Zimbeln und kleineren Glocken anbietet.

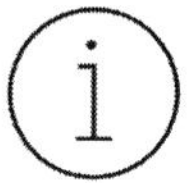

Die traditionellen Schalen aus Tibet enthalten übrigens sieben Metalle, und zwar Kupfer, Zinn, Eisen, Blei, Silber, Gold und Quecksilber.

Herstellung

Die Herstellung von Klangschalen, die handgefertigt wurden, kann in zwei Verfahren eingeteilt werden: zum einen gehämmerte Klangschalen und zum anderen Guss-Klangschalen.

Gehämmerte Klangschalen

Bei der Fertigung von gehämmerten Exemplaren wird nach dem Schmelzen der jeweiligen Metalle eine runde Scheibe gegossen. Diese darf vollständig auskühlen, bevor der nächste Schritt folgt. Diese Platten werden nun für das Hämmern vorbereitet, indem sie erneut stark erwärmt werden. Der Schmied achtet dabei darauf, dass er das Material stets konstant auf einer Temperatur hält, denn die Scheiben kühlen recht schnell wieder ab. Zudem behält er konkrete Messwerte im Hinterkopf, die er bei dem Bearbeiten der Platte, die später eine Klangschale ergeben soll, berücksichtigen muss. Der Prozess des erneuten Erhitzens und des anschließenden Hämmerns wird so lange wiederholt, bis sich die gewünschte Schalenform abzeichnet. Ist der Schmied mit seinem Werk zufrieden, lässt er die Klangschale vollständig aushärten und poliert diese auf Hochglanz. Einige Exemplare erhalten zusätzlich eine Verzierung mit bedeutungsvollen Symbolen oder Motiven.

Guss-Klangschalen

Auch bei der Herstellung von gegossenen Instrumenten wird zunächst eine Mischung verschiedener Materialien erstellt, die anschließend zu einer Masse und unter hohen Temperaturen geschmolzen wird. Doch statt eine Platte zu gießen, wird bei diesem Herstellungsverfahren mit der flüssigen Metallmischung eine speziell für diesen Zweck angefertigte Gussform befüllt. Das Material muss zunächst vollständig abgekühlt und erhärtet sein, bevor es aus der Form gelöst werden kann. Zur Nachbearbeitung wird die Rohversion der neu entstandenen Klangschale auf eine Drehbank gespannt, wo sie durch das Abtragen von überschüssigem Material ihre finale Form erhält. Schlussendlich werden auch diese Schalen poliert, gegebenenfalls bemalt und mit Motiven und Symbolen versehen.

Die traditionellen Schalen aus Tibet werden durch beide Herstellungsverfahren angefertigt. In Europa jedoch sind die gehämmerten Exemplare beliebter, in den Vereinigten Staaten hingegen sind es die gegossenen. Es ist also von Kultur zu Kultur und von Mensch zu Mensch verschieden, welche Version bevorzugt wird. Beide besitzen ihre Einzigartigkeiten und erzeugen ein etwas anderes Klangerlebnis. Wenn Sie die Möglichkeit dazu haben, spielen Sie beide Arten an und hören Sie die Unterschiede heraus.

Formen

Die Form der Klangschalen entspricht immer der einer Schale, das heißt, dass sie einer Halbkugel ähnelt. Dennoch existiert ein gewisser Spielraum innerhalb dieser klassischen Optik, denn je nach Intention des Handwerkers, der das Instrument angefertigt hat, können die Seiten zum Beispiel gerader oder eher runder geformt sein. Einige sind bauchig, andere Schalen wiederum sind sehr flach, das heißt, dass die Seiten niedrig gehalten wurden, während der Durchmesser größer ist. Auch die Materialstärke, also die Dicke der Klangschale, kann variieren und die Schwingung dieser beeinflussen. Grundsätzlich beträgt die Dicke des Randes zwischen 0,5 und 5 Millimeter.

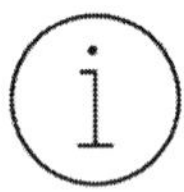

Wenn man an eine typische Klangschalenform denkt, so hat man vermutlich die der traditionellen Schalen aus Tibet vor Augen. In ihrer Optik ähneln sie stark einer Halbkugel mit einem runden Rand. Der Durchmesser ist von der Größe der Schale abhängig, doch in der Regel befindet er sich zwischen 10 und 30 Zentimetern, größere Längen sind eher ungewöhnlich. Die Materialstärke am Rand der Klangschalen beträgt zwischen 2 und 4 Millimeter.

Größe und Gewicht

Klangschalen für therapeutische Zwecke werden aufgrund ihrer Wirkung unterschieden, die sich durch die bereits genannten Faktoren, aber vor allem durch ihre Größe ergeben. Selbstverständlich haben die Form und die Größe einen Einfluss auf das Gesamtgewicht, weshalb diese Instrumente zwischen 200 Gramm bis zu 2 Kilogramm, seltener sogar bis zu 5 oder gar 10 Kilogramm wiegen können. Je nachdem, wie groß das Exemplar ist, kann es einer bestimmten Körperregion zugeordnet werden. Das Gewicht gibt zusätzlich Aufschluss über die Größe, also den Durchmesser der Instrumente.

200-400 g

200 bis 400 Gramm schwere Klangschalen werden in der Therapie für den Kopfbereich, insbesondere für das sogenannte dritte Auge, verwendet, weshalb sie **Kopfschalen** genannt werden.

500-800 g

500 bis 800 Gramm schwere Exemplare werden als **Herzschalen** bezeichnet und dementsprechend für den Hals-, Herz- und Brustbereich eingesetzt.

800 g - 1,2 kg

Universell einsetzbare Schalen, die für Herz, Becken, Rücken, Füße oder Gelenke eingesetzt werden können, besitzen meist ein Gewicht von 800 Gramm bis 1,2 Kilogramm und werden entsprechend dem Namen **Universal-** bzw. **Gelenkschalen** genannt.

1,5-2 kg

Beckenschalen finden ihren Anwendungsbereich im Bauch- und Beckenraum, während sie etwa zwischen 1,5 und 2 Kilogramm schwer sind.

3-10 kg

Klangschalen mit einem Gewicht von 3 bis 10 Kilogramm werden als **Fußschalen** bezeichnet.

ARTEN VON KLANGSCHALEN

Es ist eine große, für den Laien fast schon überwältigende Auswahl von verschiedenen Klangschalen zum Kauf erhältlich, die sich in ihrer Bezeichnung unterscheiden. Diese hängt einerseits, wie wir bereits gelernt haben, von dem Herstellungsverfahren, dem Material, der Größe, der Form und noch weiteren Faktoren ab, andererseits ist jede Klangschale von Herstellungsland zu Herstellungsland verschieden. Jede Kultur hat im Laufe der Jahrhunderte ihre eigenen Traditionen rund um diese speziellen Musikinstrumente verfolgt.

Tibetische Klangschalen

Die im Handel angebotenen tibetischen Klangschalen müssen nicht immer zwangsläufig direkt aus Tibet stammen oder von tibetischen Handwerkern gefertigt worden sein. Genauer betrachtet stammen heutzutage sogar nur noch die wenigsten Exemplare tatsächlich aus diesem asiatischen Land, da die dortige politische Situation den Handel erschwert. Aus diesem Grund werden Instrumente mit dieser Bezeichnung mittlerweile entweder in Nepal oder in Indien hergestellt.

Indische Klangschalen

Klangschalen aus Indien unterscheiden sich in ihrer Optik und Form von den tibetischen. Zudem werden sie nach jener Region bezeichnet, in der die Herstellung erfolgte.

Orissa-Klangschalen beispielsweise werden im Nordosten Indiens geschmiedet. Das Material ist grundsätzlich etwas dicker und der Klang zeichnet sich durch einen glockenartigen Ton aus. Die Klangschalen sind sehr gleichmäßig und glatt, da sie gegossen werden.

Die sogenannten **Bihar-Klangschalen** hingegen besitzen eine typische Wölbung am Boden. Zudem ist der hohe Rand etwas nach innen gezogen und sie werden sehr dünnwandig gefertigt. Das dadurch entstehende geringe Gewicht von maximal 700 bis 800 Gramm lässt ihren Klang lange schwingen. Spielt man diese Exemplare zu grob an, fangen sie leicht an, zu surren, und der glockenartige Ton verliert ein wenig von seiner Harmonie.

In der Region Assam werden eher kleinere Schalen angefertigt, die maximal 800 Gramm schwer sind. Ihr äußeres Erscheinungsbild ist weit ausladend. Die flache Form verleiht den **Assam-Klangschalen** einen weiten und raumfüllenden Ton.

Des Weiteren gibt es die **Bengali-Klangschalen**, die sich meist in der Optik insofern von den anderen Arten unterscheiden, dass sie an der Außenseite nicht glatt geschliffen und poliert sind. Das rohe Material bleibt somit als geschwärzter Bereich sichtbar.

Chinesische Klangschalen

Klangschalen aus China werden häufig auch „chinesische Tempelglocken" genannt. Sie sind sehr dünnwandig, doch was sie einzigartig macht, ist, dass der obere Rand dicker gefertigt wird. Der Klang wird als warm, sanft und anhaltend wahrgenommen. Die Gestaltung des Zubehörs der Klangschalen, darunter der Klöppel und das Kissen, zeugt von der chinesischen Herkunft.

Japanische Klangschalen

Die Materialzusammensetzung von den hochqualitativen Klangschalen aus Japan ist eine streng geheim gehaltene Legierung aus Messing. Sie sind bekannt für ihre sehr gute Klangqualität, aber auch für ihre ansprechende Optik, die sich durch hoch gezogene und gerade Seiten von anderen Exemplaren unterscheiden. Sie werden in aufwendiger Handarbeit in kleinen Werkstätten in Japan gefertigt. Allgemein sind diese Instrumente dickwandig und gleichzeitig schwer, was ihren Ton tiefer und langanhaltender erschallen lässt, umso größer sie sind.

Planeten-Klangschalen

Klangschalen, die nach den Planeten ausgerichtet sind, unterscheiden sich in ihrer Schwingung von anderen Schalen. Das liegt daran, dass sie so gefertigt werden, dass die Frequenz des Tons, den sie abgeben, in einem Verhältnis zu der Umlaufzeit des jeweiligen Planeten bzw. eines anderen astronomischen Kreislaufes steht. Dieser Effekt wird unter anderem durch die bewusst gewählte Metallmischung zu Beginn des Herstellungsprozesses erreicht, da den einzelnen Materialien gewisse Planeten zugeordnet werden können.

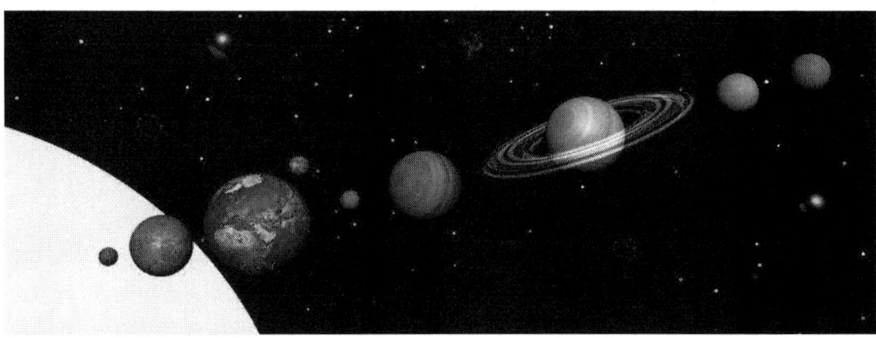

Planet	Metall	Frequenz in Hz	Ton	Wirkung
Sonne	Gold	126,22	Zwischen H und C	Kraft, Lebensenergie
Mond	Silber	210,42	Gis	Verbindung zum Unterbewusstsein, Empathievermögen
Merkur	Quecksilber	141,27	Cis / D	Kommunikationsfähigkeit
Venus	Kupfer	221,23	A	Liebe, Harmonie
Mars	Eisen	144,72	D	Antriebskraft, Vitalität

Jupiter	Zinn	183,58	Fis	Kreativität, Wachstum
Saturn	Blei	147,85	D	Abgrenzung, Struktur, Wahrnehmung

Die Planetentöne wurden bereits durch die bekannten Gelehrten Aristoteles sowie Platon aus dem alten Griechenland erforscht. Das Tonsystem Aulos-Modi wurde an ebendiesen planetaren Frequenzen ausgerichtet, welche sich wiederum durch mathematische Berechnungen ergaben.

Das Phänomen der Planetentöne ist weiter unter der Bezeichnung „kosmische Oktave" bekannt, welche auf den Schweizer Hans Cousto zurückzuführen ist. Der Musiker, Astrologe und Mathematiker war der Erste, der erkannte, dass dieses Gesetz dafür zuständig war, dass der Kehrwert der Umlaufzeit eines Planeten durch Oktavierung in einen für uns hörbaren Bereich übertragen werden kann. Es werden also die Frequenzen des Planeten durch rechnerische Ermittlung dem Ton des Instruments zugeschrieben. Damit stehen die Klänge der Schale in direkter Verbindung mit den Schwingungen des ihr zugeordneten Planeten.

Hans Cousto (geboren 1948 in der Schweiz, lebend in Berlin) wird als der Vater der kosmischen Oktave bezeichnet. Er betrachtet die Planetentöne und das von ihm definierte Gesetz der Oktave als sein Lebenswerk, welches er unter anderem in Vorträgen teilt und zahlreiche Musiker auf der ganzen Welt inspiriert. Doch auch immer mehr Mediziner interessieren sich für seine Lehren der Frequenzen, die in Harmonie mit den Schwingungen des Kosmos interagieren, und beschäftigen sich mit der Anwendung dieser Informationen in der Regulations- sowie Komplementärmedizin.

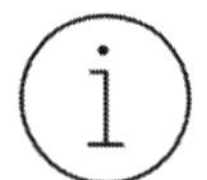

Planetenton-Berechnung

Beispiel: Erde

Zunächst wird die Zeitdauer der Schwingungsperiode festgelegt. Bei der Erde ist diese Periode der Zeitraum, in dem sie sich einmal um die eigene Achse dreht, was einem Tag entspricht, also 24 Stunden. Dies ergeben 86.400 Sekunden. Nun muss die Frequenz unseres Heimatplaneten berechnet werden, indem der Kehrwert der Schwingungsperiode ermittelt wird. Die Formel dafür lautet:

Frequenz (Herz) = 1 : Schwingungsperiode (Sekunden)

Für die Erde ergibt sich dann folgende Berechnung:

Frequenz (Hz)= 1 : 86.400 s

Frequenz (Hz) = 0,000011574074 Hz

Dies ist die Frequenz der Erde. Sie ist allerdings zu niedrig, sodass wir Menschen sie in unserem hörbaren Bereich von 16 Hz bis 20.000 Hz akustisch nicht wahrnehmen können. Hier kommt die Oktavierung ins Spiel, die durch Hans Cousto entdeckt wurde und es uns ermöglicht, die Erdfrequenz in einen für uns hörbaren Bereich zu transformieren. Die Frequenz wird so lange oktaviert, also mit 2 multipliziert, bis sie sich im für uns hörbaren Bereich befindet. Die oben errechnete Erdfrequenz muss insgesamt 24-mal oktaviert werden, bis sie **194,18 Hz** ergibt. Dies entspricht dem Ton G und wird der **Tageston**, in diesem Fall der Erde, genannt. Dies ist das Prinzip der kosmischen Oktave.

Chakra-Klangschalen

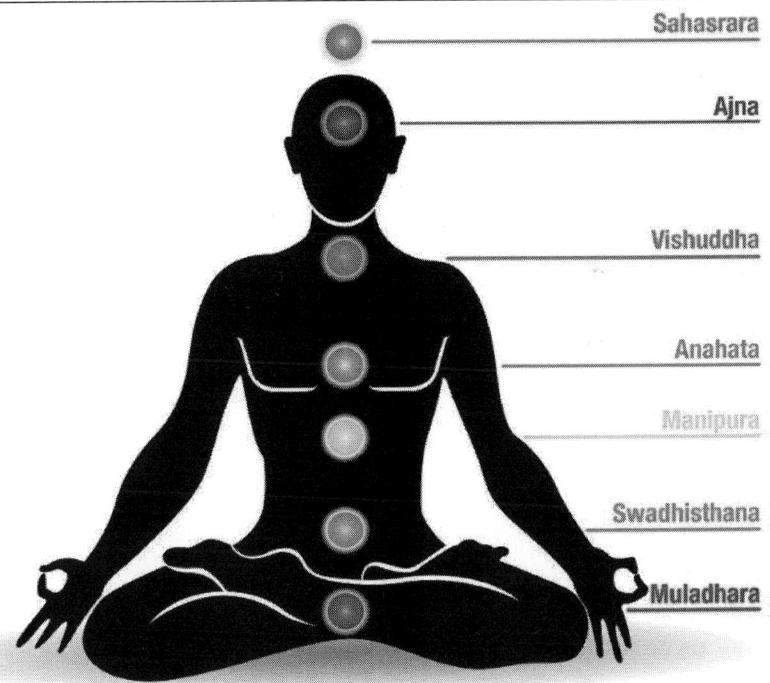

Die Energiezentren unseres Körpers, die sogenannten Chakren, besitzen ihre ganz eigene Frequenz. Die dazugehörigen Klangschalen schwingen in dem gleichen Ton und können deshalb einem der sieben Hauptchakren zugeordnet werden. Grundsätzlich kann man feststellen, dass eine Schale umso tiefer ertönt, je größer sie ist, wodurch sie folglich einem der unteren Chakren entspricht. Ist Ihr Klang jedoch höher, wird sie mit einem höher liegenden Chakra in Resonanz gehen. So soll es der Klangschale gelingen, mithilfe ihres Tones das ihr zugeordnete Chakra zu aktivieren sowie zu harmonieren und somit mögliche Blockaden dieses Energiezentrums aufzulösen.

Chakra	Ton	Wirkung	Mögliche Störungen
Wurzelchakra Muladhara	C	Lebenskraft, Erdung, Durchsetzungsfähigkeit,	Ängste, Wut, Mangel an Selbstbewusstsein, Depression
Sakralchakra Swadhisthana	D	Sexualität, Lust, Sinnlichkeit, Partnerschaft, Lebensfreude	Schuld, Sorgen, sexuelle Blockaden, Freudlosigkeit
Solarplexuschakra Manipura	E	Ausgeglichenheit, Selbstwert, Entscheidungskraft, Unabhängigkeit	Macht, Kontrolle, Entscheidungsunfähigkeit, Abhängigkeiten, Gefühlsschwankungen
Herzchakra Anahata	F	Liebe, Empathie, Harmonie, Frieden, Güte, Heilung	Kälte, Lieblosigkeit, Groll, Verbitterung, Trauer, Streit
Halschakra Vishuddha	G	Umsetzung / Realisation von Ideen und Wünschen, Kommunikation, Offenheit	Schüchternheit, Geschwätzigkeit, Innere Unruhe, Ideenlosigkeit, Antriebsschwäche
Stirnchakra Ajna	A	Erkenntnis, Wissen, Intuition, Vertrauen, Bewusstsein, Fantasie, Weisheit	Überbelastung, Unkonzentriertheit, Überbetonung des Verstandes, Gefühl der Bedeutungslosigkeit
Kronenchakra Sahasrara	H	Sinn des Lebens, Spiritualität, Vollkommenheit, Einheit	Verzweiflung, Stress, Angst vor Tod und Leid, Gefühl der Sinnlosigkeit, Ziellosigkeit

Kristallklangschalen

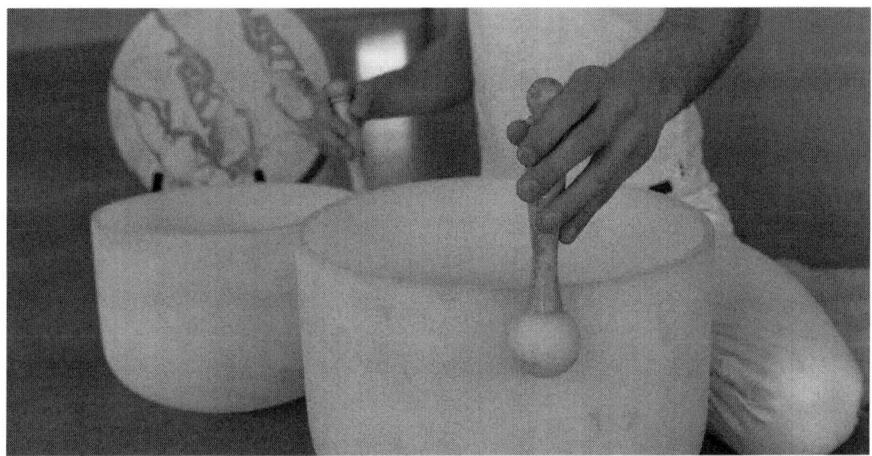

Der Vollständigkeit halber wird an dieser Stelle auf eine andere Art der Klangschalen eingegangen: die Kristallklangschalen. Sie sind eine modernere Variante dieser Instrumente, die nicht klassischerweise in der Region des Himalayas hergestellt werden. Sie bestehen aus Quarzkristall- und Silikat-Sand und erhalten durch dieses Material ihre typische kristallene Optik. Meist sind sie an ihrer Innenseite glatt, während die Außenseite matt und leicht rau erscheint. Dieser Effekt entsteht durch das spezielle Herstellungsverfahren, bei dem der Quarz- und Silikat-Sand geschmolzen und mithilfe einer Zentrifuge in Form gebracht wird. Kristallklangschalen klingen nicht wie Metallklangschalen körperlich und geerdet, denn sie geben eine Art intensiven sphärischen Ton von sich, den man als „überirdisch“ bezeichnen könnte. Auch diese Schalen können während einer Klangtherapie verwendet werden, doch anders als bei den klassischen Klangschalen aus Metall ist es nicht zu empfehlen, sie auf eine Unterlage oder gar auf den Körper eines zu behandelnden Menschen zu stellen. Dadurch geht ihr einzigartiger, hallender und langanhaltender Klang, der sehr klar und auch über weite Distanz sehr gut zu hören ist, verloren. Wenn sie allerdings in der Nähe des Körpers angespielt werden, entfaltet ihr Singen ihr volles Potenzial. Die heilenden Wirkungen der Quarzkristalle ergänzen die wunderschönen Töne dieser Instrumente.

KLANGSCHALENZUBEHÖR: SCHLÄGEL, REIBEKLÖPPEL UND UNTERLAGEN

Eine Klangtherapie kann nicht erfolgreich ohne Zubehör ausgeführt werden. Zu jeder Klangschale gehört eine **Unterlage**, auf die sie aufgestellt wird, da diese Instrumente ihre typische Schwingungskraft verlieren, wenn sie sich im direkten Kontakt mit dem Boden oder einem Tisch befinden. Selbstverständlich darf auch nicht der Gegenstand fehlen, mit dem die Klangschale angestimmt wird. Hier muss die Wahl des **Schlegels** bzw. des **Klöppels** stimmen, ansonsten kann das volle Potenzial des Klangs der Schale nicht ausgeschöpft werden. Auch für die Spielart des Instruments ist es von Bedeutung, welchen Gegenstand Sie wählen, denn für das Anschlagen und das Reiben werden unterschiedliche Dinge benötigt.

Schlägel

Ein guter Schlägel, der auch zu der gewünschten Klangschale passt, entscheidet über die Qualität des Klangs. Er muss in der Lage sein, das komplette Gewicht des Instruments in Schwingung versetzen zu können, weshalb er nicht zu klein sein darf. Ist er das jedoch, könnte er nur Teilschwingungen, die sogenannten Obertöne, hervorrufen. Auch dann, wenn das Material des Schlägels zu weich ist oder dieser zu groß ist, weicht der Klang von dem eigentlichen Potenzial der Schale ab. Er kann dann nämlich nur Frequenzen im unteren, tieferen Bereich erzeugen. Im Handel sind viele verschiedene Formen von Schlägeln erhältlich, die aus diversen Materialien gefertigt wurden, um eine jeweils andere Qualität der Klangschalen zum Vorschein bringen zu können. Diese Diversität ist erforderlich, da es zahllose Variationen von diesen singenden Instrumenten gibt, die alle eine andere Handhabung beim Anspielen erfordern. Die meisten Schlägel besitzen einen Stiel aus Holz, der an der unteren Seite so geformt ist, dass er angenehm in der Hand liegt. Dabei kann die Dicke des Stabs stark variieren. Die gegenüberliegende Seite ist wiederum darauf ausgerichtet, sanft an die Klangschale geschlagen zu werden, um eine Schwingung dieser auszulösen. Diese Gegenstände werden an der Spielseite mit einem weiteren Material umwickelt, häufig in Form eines Kopfes bzw. eines Balls. So kann man beim Kauf eines passenden Exemplars seine Auswahl zwischen **textilumwickelten Schlägeln, Gummischlägeln**, die meist für Gongs verwendet werden, und **Holzschlägeln** treffen. Die wohl verbreitetste Art ist jedoch der **Filzschlägel**. Auch innerhalb dieser Gruppen variieren die Größen, Formen und die Gestaltung stark.

Art	Eigenschaften
Textil-umwickelte Schlägel (zum Beispiel Lein oder anderer Stoff)	Ein Schlägel mit einem Textilkopf erzeugt einen dumpferen, weniger scharfen Ton als ein härteres Material, wie zum Beispiel Holz. Das verursacht tiefere und sanftere Klänge.
Gummi-schlägel	Gummischlägel verursachen im Vergleich zu einem Textilschlägel oder Filzschlägel einen etwas deutlicheren Klang, da dieses Material härter ist. Gummi kann zudem beliebig oft abgewaschen werden und ist deshalb für Körperzonen und Anwendungsbereiche geeignet, die eine gewisse Hygiene erfordern.
Holz-schlägel	Holzschlägel erzeugen beim Anschlagen einen intensiven, hohen und fast schon harten Klang. Er sollte generell mit weniger Kraft gegen die Klangschale geschlagen werden, da der Ton für manche Menschen zu plötzlich und unangenehm sein kann.
Filzschlägel	Filz ist ein recht weiches Material und erzeugt demnach einen weicheren, angenehmen Klang. Je weicher der Filz ist, desto tiefer und sanfter wird der Ton sein.

Wenn Sie die Möglichkeit dazu haben, experimentieren Sie ruhig ein wenig mit den verschiedenen Varianten der Schlägel. Spielen Sie eine Klangschale nach und nach mit unterschiedlichen Varianten an und nehmen Sie die Differenzen zwischen den Schwingungen wahr. Vergleichen Sie sie miteinander, versuchen Sie, zu erspüren, welche am meisten Harmonie erzeugt, und wählen Sie dadurch den richtigen Schlägel für sich und Ihre Klangschale.

Faustregel für möglichst harmonische Klänge: Der Schlägel sollte umso dicker gepolstert und damit weicher sein, je größer die Klangschale ist. Je kleiner die Schalen sind, desto härter sollte auch das Material des Schlägels sein.

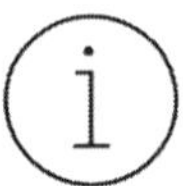

Reibeklöppel

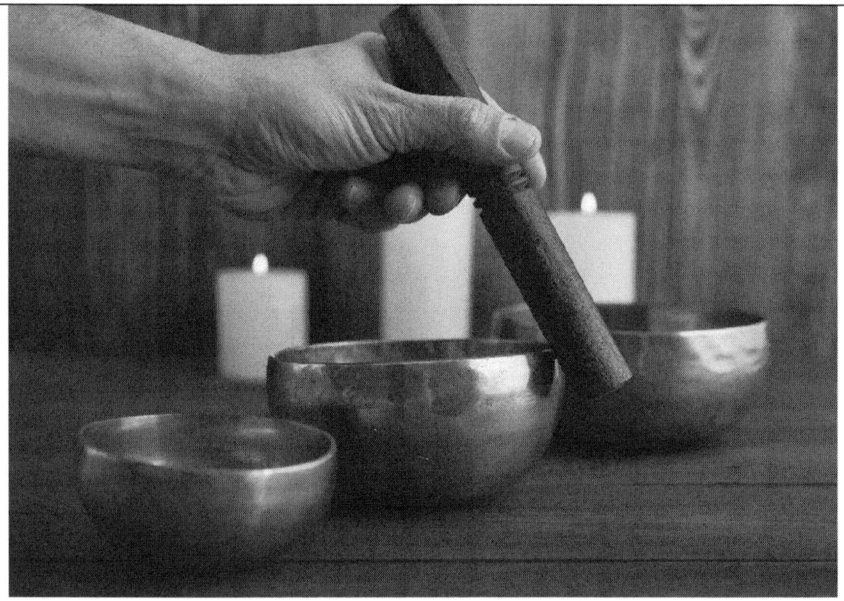

Ein Reibeklöppel ist ein Schlägel, der die Klangschale nicht anspielt, sondern am Rand dieser entlanggeführt wird, und zwar so lange, bis ein gleichmäßiger Klang entsteht. Typischerweise weichen Reibeklöppel von der Optik eines normalen Schlägels ab, denn die Auflagefläche, die mit der Klangschale in Berührung kommt, ist größer. Meist ist deshalb die Hälfte des Stiels mit einem anderen Material ummantelt, während die andere Seite, wie beim Schlägel, so geschaffen ist, dass der Stab angenehm in der Hand liegt. Einige Reibeklöppel bestehen ausschließlich aus Holz, weshalb sie auch **Holzklöppel** genannt werden. Des Weiteren werden Reibeklöppel mit **Gummi** oder, je nachdem, was das bevorzugte Material ist, mit **Leder** umwickelt.

Wie auch andere Schlägel ruft jeder Reibeklöppel beim Gebrauch eine andere Schwingung und damit einen anderen Klang hervor. Nicht nur die Materialien können variieren, sondern auch innerhalb dieser Gruppen herrschen Unterschiede vor. So gibt es beim Holz zum Beispiel diverse Härtegrade. Dieses natürliche Material wird meist nur für Klöppel zum Anreiben verwendet, denn beim Anspielen klingt das Holz auf dem Metall zu hart. Ein Lederklöppel kann im Gegensatz zu einem Schlägel eine Klangschale so richtig zum „Singen" bringen, denn er verursacht einen beeindruckenden und angenehmeren Klang.

Art	Eigenschaften
Holz-klöppel	Durch das Holz klingt dieser Reibeklöppel recht hart beim Anspielen, was für manche Menschen schon unangenehm sein kann. Deshalb ist es zu empfehlen, mit einem Holzklöppel zunächst mit weniger Kraft und Intensität zu spielen.
Gummi-klöppel	Gummi ist ein abwaschbares Material und deshalb für Körperzonen und Anwendungsbereiche geeignet, die eine gewisse Hygiene erfordern.
Leder-klöppel	Leder ist weicher als Holz und gibt deswegen ein geeignetes und beliebtes Material für einen Reibeklöppel ab.

Unterlagen

Eine Klangschale kann ihr volles Potenzial am besten entfalten, wenn sie frei steht und sich so ihr Klang bestmöglich im Raum ausbreiten kann. Dafür wird eine Unterlage benötigt, auf der das Instrument abgestellt werden kann. Sie sollte nicht zu hart und nicht zu weich sein, denn ansonsten verhindert eine eingesunkene Klangschale das Ausbreiten des Klangs, während eine zu harte Unterlage möglicherweise ungewollte Störgeräusche verursacht. Zudem sollte das Verhältnis zwischen der Größe des Instruments und der Unterlage optisch ansprechend gewählt werden. Verwenden Sie also keine kleine Klangschale auf einem zu großen Untersetzer und keine große Schale auf einer zu kleinen Unterlage. Die Wahl der Unterlage ist abhängig von der Größe, des Aufbaus sowie der Verwendung der jeweiligen Klangschale.

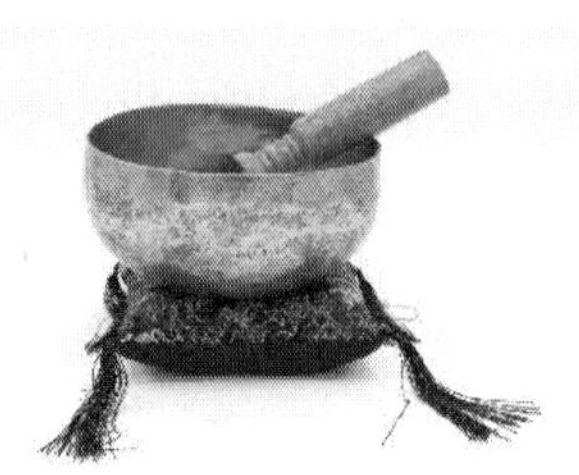

Klangschalenkissen sind in vielen verschiedenen Größen, aber auch Formen erhältlich. Ob groß oder klein, dick oder dünn, rund oder eckig bzw. eine Mischung aus all diesem – für jeden Typ ist etwas dabei. Zudem lässt die Gestaltung dieser keine Wünsche offen.

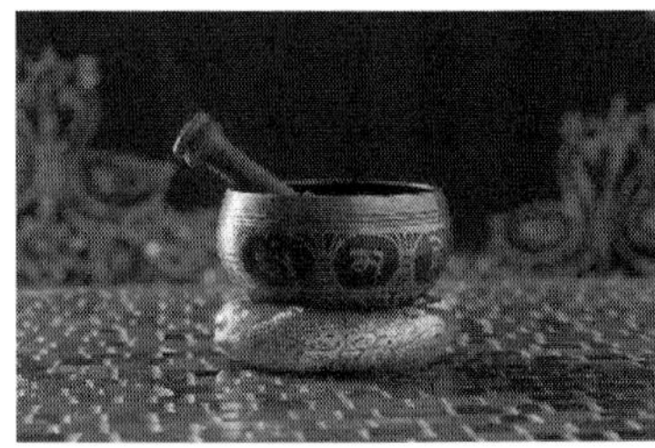

Eine weitere beliebte Unterlage ist der **Ring**. Er kann zum Beispiel aus Gummi oder Filz bestehen, möglicherweise ist er auch mit verziertem Stoff umwickelt. Diese Form ist deshalb so vorteilhaft, da beim Anschlagen von kleineren Klangschalen diese oft aufgrund ihres geringen Eigengewichts verrutschen können. Das führt zu einer Störung der Harmonie des Tons, doch mit einer passenden Unterlage, zum Beispiel aus Gummi, wird das Instrument durch den höheren Widerstand des Materials an Ort und Stelle gehalten. Auch optisch rundet es das Gesamtbild ab.

Bei vielen Klangtherapien werden Klangschalen direkt auf den Körper aufgestellt, damit die Schwingungen dieser auf kürzestem Weg in die Zellen vordringen können. Außerdem bevorzugen es einige Menschen, ihre Klangschale in der Hand oder auf den Fingerspitzen zu halten, wenn sie diese anspielen. Es ist also nicht immer eine spezielle Unterlage erforderlich, solange gewährleistet werden kann, dass sich der Klang auch optimal im Raum verteilen kann.

DIE EIGENSCHAFTEN DES KLANGS

Der Klang einer Klangschale wird multifaktoriell bedingt erzeugt. Zum einen sind es die Materialstärke, die Größe und die Verarbeitung, die die Eigenschaften des Klangs verändern, da durch die individuelle Herstellung jede Stelle mit einer anderen Frequenz schwingt. So wird auch jedes Exemplar zu einem Unikat, das es kein zweites Mal auf der Welt gibt und geben wird. Zudem nehmen der verwendete Schlägel und die Spielweise einen Einfluss auf das Klangverhalten des Instruments während des Spielens. Zum anderen nehmen Faktoren wie Dauer sowie Volumen des Klangs und auch die Grundtonfrequenz sowie das Obertonreichtum Einfluss auf das Klangspektrum.

Die Dauer des Klangs

Wie lange die Musik der Klangschale wahrnehmbar ist, hängt von der Stärke ab, mit der diese angeschlagen wurde. Je stärker der Schlägel gegen das Metall schlägt, desto länger wird der Ton der Schale hörbar sein. Außerdem nimmt die Beschaffenheit der Klangschale einen Einfluss auf die Dauer des Klangs. Manche Exemplare besitzen eine bessere Fähigkeit zum Schwingen und sind dementsprechend darauf ausgelegt, einen möglichst langanhaltenden und raumeinnehmenden Klang zu erzeugen. Andere Schalen hingegen werden so gefertigt, dass sie einen besonders intensiven und klaren Ton erzeugen, dessen Schwingungsdauer nur zweitrangig ist. Zunächst erklingt beim Anschlagen ein eher lauter Ton, der jedoch nach und nach abnimmt, da die Schwingungen nachlassen. Wenn die Klangschale angerieben wird, kann der Ton bis zu einem bestimmten Punkt erhalten und intensiviert werden. Die verschiedenen Spielweisen und wie diese die Dauer des Klangs beeinflussen, lernen Sie im Kapitel „Klangschalen kennenlernen".

Das Volumen des Klangs

Je nach Größe, verwendeten Materialien und Bauart der Instrumente verändert sich auch das Volumen des Klangs, den sie erzeugen. Flache Exemplare zum Beispiel besitzen weniger Volumen als jene, die mit einem hohen Rand gefertigt wurden. Auch die Dicke des Metalls nimmt einen Einfluss auf diese Eigenschaft, denn ist die Wand dünner, erklingt ein vergleichsweise tiefer Ton und umgedreht. Sollte der Rand ungleichmäßig hergestellt worden sein, wird der Klang weniger ausgewogen sein.

Die Frequenz des Grundtons

Wenn eine Klangschale angespielt wird, erzeugt sie mehrere Ebenen von Klängen. Der sogenannte **Grundton** ist dabei der vorherrschende Ton, den wir akustisch wahrnehmen und als den für die jeweilige Schale einzigartigen Klang identifizieren. Grundsätzlich erzeugen große Klangschalen einen tieferen Ton als kleinere. Doch wenn nicht der richtige Schlägel zum Anspielen verwendet wird, gilt diese Regel nicht mehr. Wird zum Beispiel eine Schale mit sehr großem Durchmesser mit einem sehr kleinen bzw. einem harten Schlägel angeschlagen, wird dieses Exemplar einen unerwartet hohen Ton erzeugen. Dieses Phänomen entsteht durch das ungleichmäßige Schwingen des Materials, wenn also der Schlägel nur einen Teil der Schale zum Schwingen bringen konnte. Als Hörer nimmt man dann mehrere Tonebenen wahr, darunter der für die jeweilige Klangschale typische Grundton sowie sogenannte Obertöne.

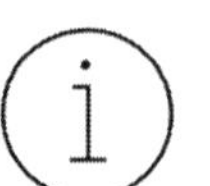

Als Grundton bezeichnet man den grundlegenden Ton einer Tonleiter, eines Akkords oder eines Intervalls. Es ist der Basiston, auf dem die restlichen Töne aufbauen. Zudem ist es der tiefste Ton innerhalb der jeweiligen Tonleiter, des Akkords oder des Intervalls. Der Name einer Tonleiter entspricht dem jeweiligen Grundton, so ist zum Beispiel der Grundton von C-Dur der Ton C und von A-Moll ist es A. Bei Klangschalen ist der Grundton der tiefste erklingende Naturton, den das Instrument hervorbringt. Welcher dies ist, wird meist bei den Anbietern angegeben.

Die Fülle des Obertons

Beim Spielen einer Klangschale entsteht nicht nur der Grundton, sondern gewisse **Obertöne** ergänzen diesen. Diese verschiedenen Töne entstehen durch die Teilbereiche des Instrumentes, die alle anders schwingen. Zum Beispiel erzeugt der Boden eine andere Schallfrequenz als der Rand – und auch die Materialstärke, die aufgrund des von Menschenhand durchgeführten Herstellungsprozesses nicht an jeder Stelle identisch ist, verursacht verschiedene Frequenzen. Dieser Reichtum an Tönen ergibt das Gesamtbild des Klangs der Schale, das im besten Fall harmonisch ist.

Harmonien werden erzeugt, indem die einzelnen Töne gleichmäßig und konstant schwingen. Dissonante, also ungleichmäßige Töne hingegen nehmen wir als unangenehm und unausgewogen wahr. Ein Musikinstrument ist zum Beispiel in der Lage, einen harmonischen Ton zu erzeugen, eine Kreissäge hingegen löst Geräusche aus, die für unser Gehör sehr unstimmig, fast schon unerträglich sind.

PFLEGE DER KLANGSCHALEN: WENIGER IST MEHR

In der Regel benötigt eine Klangschale keine spezielle Pflege, sie muss also nicht zwingend regelmäßig gereinigt bzw. instand gehalten werden. Sollten sich jedoch viele Fingerabdrücke oder eine Staubschicht auf ihr befinden, können Sie sie nach eigenem Ermessen mit einem sanften Tuch, zum Beispiel einem für Gegenstände aus Silber, oder einem feuchten Tuch abwischen. Wenn Sie auf Nummer sicher gehen wollen, ist es ratsam, keine weiteren Pflegemaßnahmen durchzuführen, die möglicherweise das Instrument angreifen könnten und damit die Klangqualität mindern. Dennoch können die modernen Klangschalen, die aus Messing gefertigt werden, bedenkenlos mit einem Putzmittel Ihrer Wahl auf Glanz poliert werden. Bei älteren Exemplaren jedoch ist davon klar abzuraten. Diese haben über die Zeit eine Patina aufgebaut, das bedeutet, ein Belag auf der Oberfläche des Materials hat sich gebildet. Diese Patina ist kein unansehnlicher Belag, wie viele meinen würden, ganz im

Gegenteil ist sie ein Qualitätsmerkmal. Auch optisch macht eine alte Klangschale viel mehr her, als wenn sie blank geputzt werden würde. Es würde ihre Originalität und ihren einzigartigen Charakter zunichtemachen, der sich mit der Patina nach und nach entwickelt hat. Dieser kann nicht rekonstruiert werden. Für den Fall, dass Ihre Klangschale nass geworden ist, trocknen Sie sie einfach nach dem Gebrauch ab. So bilden sich keine unansehnlichen Wasserflecke. Sollten sich aufgrund langanhaltender Feuchtigkeit Stellen mit Grünspan gebildet haben, können diese entweder mithilfe eines Putzmittels abgerieben werden oder, in hartnäckigeren Fällen, mit einem sehr feinen Sandpapier vorsichtig abgeschliffen werden. Wenn Sie Ihre Klangschale nicht einstauben lassen möchten, können Sie diese in einem geeigneten Beutel aus Stoff aufbewahren. Diese Schutzhüllen sollten aus einem Material bestehen, das die kostbaren Instrumente nicht zerkratzt und bei einem möglichen Transport gegen Schläge polstert. Aus diesem Grund eignet sich zum Beispiel weiches Fleece.

7 TIPPS FÜR DEN KAUF EINER KLANGSCHALE

Es kann sehr überwältigend sein, wenn man die zahllosen Angebote der Händler, ob im Internet oder in einem Ladengeschäft, betrachtet. Es existieren schier unendlich viele Variationen dieser Instrumente, wobei jede wiederum einen einzigartigen Klang besitzt. Wie soll man bloß aus dieser Auswahl eine Wahl treffen? Wie geht man am besten an den Kauf einer Klangschale heran? Keine Sorge, mit den folgenden sieben Tipps werden Sie Schritt für Schritt durch den Entscheidungsprozess geführt, damit Sie auch sicher genau die richtige Klangschale für sich selbst und Ihre Vorhaben erwerben.

Tipp Nummer 1: Der Preis – Ein Budget festlegen

Es ist ratsam, sich für den Kauf einer Klangschale im Vorfeld ein Budget festzulegen, das Ihr Limit für den Preis des Instruments wiedergibt. Das erleichtert Ihnen den Entscheidungsprozess, da Sie mit diesem Kriterium die Auswahl der in Betracht kommenden Varianten stark einschränken. Zudem ist es leicht, schwach zu werden, sollten Sie eine imposante und wertvolle Klangschale entdeckt haben, deren Kauf Sie später aufgrund des hohen Preises bereuen würden. Für den Einstieg ist eine mittelgroße Klangschale zu empfehlen, deren Klang für Sie harmonisch und ansprechend schwingt. Diese Klangschalen liegen häufig bei einem Kaufpreis von ab 80 Euro.

Tipp Nummer 2: Wo erwerbe ich am besten eine Klangschale?

Der mit Abstand beste Ort, an dem Sie die für Sie persönlich richtige Klangschale erwerben können, ist in einem Ladengeschäft oder zumindest dort, wo Sie persönlich die Instrumente testen können. Möglicherweise haben Sie die Chance, in einem der Länder Urlaub zu machen, die diese Instrumente traditionell herstellen, um dort einen Einblick in die große Auswahl zu erhalten. Doch auch in den europäischen Ländern werden Sie kleinere und größere Geschäfte finden, die diverse Klangschalen verkaufen. Informieren Sie sich über diese Läden und lokalisieren Sie jene in Ihrem Umkreis. Wenn es nicht möglich sein sollte, dass Sie ein solches Klangschalen-Geschäft aufsuchen, gibt es mittlerweile zahlreiche sehr gute Anbieter im Internet. Auf vielen Seiten ist es Standard, dass Sie eine individuelle Hörprobe des jeweiligen Exemplars aufrufen können, um auch den Klang beurteilen zu können. Diese Funktion erleichtert es enorm, das passende Instrument zu ermitteln, auch wenn das Experimentieren mit dem Klang vor Ort in Person nicht zu ersetzen ist.

Tipp Nummer 3: Der Verwendungszweck – Eine geeignete Klangschale für Ihren Anwendungsbereich kaufen

Je nachdem, welchen Zweck Sie mit dem Kauf eines Exemplars verfolgen, variiert auch die Art der Klangschale, die für Sie konkret in Frage kommen würde. Wenn Sie lediglich auf der Suche nach einer optisch ansprechenden Schale sind, die Sie mit ihren hübschen Verzierungen als Dekorationselement aufstellen können, ist der Klang dieser zweitrangig. Die meisten Menschen jedoch verfolgen mit dem Kauf eines Stückes den Zweck, dieses als Instrument zu gebrauchen, um seine positiven und entspannenden Wirkungen auf den Körper und den Geist am eigenen Leib erfahren zu können. Für den Fall, dass

Sie beispielsweise eine Klangschale konkret für die Reinigung und Aktivierung eines Ihrer Chakren, wie dem ersten Chakra, dem Wurzelchakra, erwerben möchten, sollten Sie Ihr Augenmerk auf Chakra-Klangschalen legen. Für das Wurzelchakra empfiehlt sich ein Exemplar, das im Ton C schwingt. Möglicherweise bewegt Sie jener Wunsch zu dem Kauf eines Exemplars, Ihre Meditation damit einzuläuten und zu beenden. Hier eignen sich zum Beispiel kleinere, gegossene Schalen, die aufgrund ihres Herstellungsverfahrens sehr klar und weniger langanhaltend schwingen – perfekt, um damit einen Anfangs- sowie einen Schlusspunkt für die Meditation zu setzen.

Auf einen Blick:

Zweck	**Klangschale**
Für Einsteiger	Tibetische Klangschalen Bengali-Klangschalen Assam-Klangschalen Orissa-Klangschalen
Für Klangmassagen	Chakra-Klangschalen Planetenton-Klangschalen Chinesische Klangschalen
Für Meditationen	Kristallklangschalen Japanische Klangschalen Chinesische Klangschalen

Tipp Nummer 4: Äußerliche Kriterien – Die Art und Größe wählen

Um herauszufinden, welche Art von Klangschale Ihnen am meisten zusagt, ist es empfehlenswert, sich über die verschiedenen Variationen zu informieren. Schauen Sie sich Bilder von zum Beispiel chinesischen, japanischen, indischen oder den traditionellen tibetischen Instrumenten an. Je nach Verwendungszweck wäre für Sie möglicherweise auch eine Chakra- oder eine Planetenklangschale interessant. Wenn Sie die verschiedenen Optiken betrachten, werden Sie vermutlich recht schnell eine für Sie ansprechende Version ausfindig machen. Nachdem Sie sich also für eine Art und Herkunft entschieden haben, eröffnet sich die Frage nach der Größe dieser. Wie Sie bereits zuvor gelernt haben, gibt der Durchmesser der Schale Auskunft über den zu erwartenden Klang. Das bedeutet, dass größere Schalen grundsätzlich tiefer schwingen als kleinere. Wählen Sie auch hier wieder entsprechend Ihrer persönlichen Präferenz des Klangs, dem Ihnen zur Verfügung stehenden Budget und des Verwendungszweckes.

Tipp Nummer 5: Die Qualität einschätzen lernen

Viele Anbieter werben damit, dass sich die von ihnen angebotenen Klangschalen von der Konkurrenz abheben würden, da sie aus bis zu 12 Metallen bestehen. Dies preisen sie als ein besonderes Qualitätsmerkmal an, doch meist ist es nichts weiter als eine Marketingstrategie.

Zudem gelten „alte" oder „antike" Klangschalen als seltene Besonderheit. Das ist meist nur ein weiterer Verkaufstrick, da die Schwingung und das Klangverhalten nicht durch das Alter beeinflusst werden, denn mittlerweile sind die modernen Instrumente genauso gut. Meist jedoch werden neue Schalen mit einer alten Optik versehen und anschließend für einen hohen Preis unter der Bezeichnung „antik" verkauft.

Es gilt also, sich nicht von imposanten Werbetexten, großen Heilversprechen oder immensen Preisen beeindrucken zu lassen, die eine hohe Qualität der angebotenen Ware rechtfertigen würden. Um eine realistische Einschätzung über diese abgeben zu können, müssen Sie das Exemplar genau betrachten. Machen Sie mögliche Unebenheiten oder Veränderungen im Material aus. Klangschalen sind Instrumente, die in Handarbeit gefertigt werden und deshalb stets Unikate sind, was jedoch nicht bedeutet, dass sie große Ausbuchtungen oder Buckel aufweisen sollten. Nehmen Sie zudem ihren Klang wahr. Wenn die Schale beispielsweise einen optisch nicht erkennbaren Riss im Material aufweist, werden Sie dies an einem disharmonischen Klang erkennen, der fast schon scheppert. Ihr Gehör ist hierbei das Messinstrument Ihres Vertrauens.

Tipp Nummer 6: Probieren geht über Studieren – Den Klang erforschen

Der Ton ist das Wichtigste, wenn es um diese Instrumente geht. Aus diesem Grund werden Sie nicht darum herumkommen, beim Kauf den Klang der zur Auswahl stehenden Exemplare zu analysieren. Kein Mittel ist dafür besser geeignet als Ihr Gehör, weshalb Sie sich, wenn Sie die Möglichkeit dazu haben, mit der Klangschale an einen ruhigen Ort begeben sollten. Schwingen Sie diese an, möglichst mit unterschiedlichen Schlägeln und Klöppeln, und erforschen Sie die verschiedenen Töne, die sich aus dem Anspielen ergeben. Experimentieren Sie mit verschiedenen Intensitäten des Anschlagens und dem Bereich des Materials, an dem Sie es anschlagen. Entwickeln Sie so ein Gefühl für diese Klangschale und ihre Eigenschaften.

Tipp Nummer 7: Vertrauen Sie Ihrer Intuition

Nachdem Sie all die vorherigen Kriterien analysiert haben und sich anschließend mit den Klangschalen vertraut gemacht haben, die für einen Kauf in Betracht gezogen werden, gibt es nur noch einen Tipp für Sie, den Sie berücksichtigen sollten: Vertrauen Sie Ihrer eigenen Intuition.

Bei diesem Entscheidungsprozess sollten Sie sich für eine Schale entscheiden, die optisch, preislich und klangtechnisch für Sie ansprechend ist. Ihr Bauchgefühl sollte das letzte Wort haben, denn meist überanalysieren wir bestimmte Dinge und schenken dabei unserem Verstand eine größere Bedeutung als unserem Herzen. Es ist jedoch unser Herz, das auf der Gefühlsebene die beste Wahl für uns treffen kann. Die Entscheidung für das passende Exemplar, die möglichst auf Ihrem logischen Denken sowie Ihrer persönlichen Wahrnehmung basiert, können einzig allein Sie treffen, denn Sie werden derjenige sein, der mit der Klangschale arbeiten wird. Im besten Fall werden Sie ein klares Gefühl spüren, unter dem Motto: „Ja! Das ist sie – *meine* Klangschale!“ Ein eindeutigeres Zeichen könnten Sie wohl kaum erhalten.

Die Welt der Klangschalen

Eine Begegnung mit uns selbst

MIT UNSERER EIGENEN SCHWINGUNG WIEDER IN KONTAKT KOMMEN

Wie wir bereits gelernt haben, besitzt in diesem Universum alles eine eigene Schwingung – auch wir Menschen. Jeder Einzelne von uns befindet sich konstant in einer Form der energetischen Bewegung, die weit über die der materiellen Muskeln hinausgeht, denn es ist die Energie, aus der wir bestehen, die unaufhaltsam vibriert. Dieser Vorgang ist weder mit dem bloßen Auge erkennbar noch ist er durch das eigene Körperempfinden wahrnehmbar und dennoch besitzen wir Menschen eine einzigartige Frequenz, die sich zudem ständig verändert.

Von hohen und niedrigen Schwingungen

Diese Frequenz, auf der wir uns aufgrund unserer Schwingung befinden, ist das Resultat unseres momentanen Bewusstseinszustandes. Unser Geist, das Bewusste wie auch Unbewusste, entscheidet darüber, auf welcher Ebene wir uns gerade befinden, ob wir uns also wohlfühlen oder ob es uns nicht gut geht. Was wir sehen, fühlen, denken, riechen, schmecken, hören – was wir wahrnehmen –, bestimmt jene Schwingungsfrequenz, die wir zu diesem Zeitpunkt ausstrahlen. Doch diese wandelt sich mit jedem Moment, denn kein Augenblick gleicht dem anderen und auch unsere Empfindungen unterliegen einem einzigen Wandel. So befindet sich auch unsere eigene Schwingung in einem ständigen Wechselspiel zwischen einer hohen und niedrigen Frequenz. Grundsätzlich entsteht eine **hohe Schwingung** bei Gefühlen, wie

- bedingungsloser Liebe,
- Frieden,
- Freude,
- Wohlwollen,
- Akzeptanz,
- Mitgefühl,
- Vergebung und
- Harmonie,

während eine **niedrige Schwingung** repräsentiert wird durch Eigenschaften wie

- Angst,
- Scham,
- Hass,
- Wut,
- Gier,
- Missgunst,
- Trauer und
- Schuld.

Je höher wir schwingen, desto eher befinden wir uns im Einklang mit unserem höheren Selbst. Dies ist vergleichbar mit unserer Seele bzw. der Göttlichkeit in uns – genauer gesagt dem ‚wahren Kern', dessen Liebe weder von weltlichen Ängsten und Unsicherheiten noch von Neid oder Mangeldenken unterdrückt wird. Das wahre Selbst ist reines Bewusstsein: das, was wir wirklich sind.

Klänge sind dazu in der Lage, unsere Schwingung zu erhöhen und somit uns mit unserem höheren Selbst zu verbinden. Wenn wir uns daran erinnern, was wir für eine Persönlichkeit haben, wenn wir nicht von Sorgen, alltäglichen Herausforderungen und Stress überlagert werden, sind wir dazu in der Lage, anderen Menschen und uns selbst mit Verständnis und Mitgefühl zu begegnen. Es ist schwer, diese positiven Gefühle zu empfinden, wenn wir Angst haben. Befinden wir uns jedoch in einem entspannten und friedvollen Zustand, können wir auch Freude und Harmonie in den Alltag tragen. Dies entspricht unserem höheren Selbst.

Der Praxistest: Wie hoch schwingen Sie?

Sie fragen sich nun sicherlich, wie Sie persönlich erkennen können, inwiefern Sie hoch oder niedrig schwingen. Natürlich kann Ihnen kein Test der Welt weder das eine noch das andere bestätigen, denn einerseits ändert sich unsere Frequenz mit jedem Moment ein wenig und andererseits befinden wir uns nie entweder ganz oben oder ganz unten. Stellen Sie sich Ihre Schwingung als ein Pendel vor, das nach zwei Richtungen ausschlagen kann. Diese zwei Seiten repräsentieren die hohe und die niedrige Frequenz. Doch wenn Sie Ihren eigenen Bewusstseinszustand, den Sie derzeitig besitzen, ermitteln möchten, werden Sie einen ungefähren Wert erhalten, der sich irgendwo zwischen den beiden Polen des Pendels befindet. Mit diesem kurzen Test erhalten Sie eine Tendenz, ob Sie gerade eher höher oder niedriger schwingen. Im Folgenden wurde eine Tabelle erstellt, die Aussagen enthält, die entweder einer höheren oder einer niedrigeren Frequenz zugeordnet werden können. Lesen Sie sich diese Sätze gut durch und kreuzen Sie jene in dem dafür vorgesehenen Feld an, die für Sie derzeitig zutreffend sind. Seien Sie dabei ehrlich zu sich selbst und bewerten Sie Ihre Empfindungen nicht. Versuchen Sie möglichst, eine neutrale Haltung zu bewahren, während Sie den Test ausführen, um so sicherstellen zu können, dass Sie ein wahrheitsgemäßes Ergebnis erhalten.

Aussagen mit einer hohen Schwingung	Aussagen mit einer niedrigen Schwingung
○ Sie fühlen sich emotional ausgeglichen. ○ Sie empfinden häufig Dankbarkeit für sich, andere Menschen und Ihr Leben. ○ Sie lächeln und lachen viel, denn es fällt Ihnen nicht schwer. ○ Sie finden Glück und Freude auch in den kleinen Dingen des Lebens. ○ Sie bemerken oft sogenannte „glückliche Zufälle“ oder Synchronizitäten in Ihrem Alltag. ○ Sie sind wenig nachtragend und es bereitet Ihnen keine Schwierigkeit, anderen Menschen zu vergeben. ○ Sie fühlen sich in Ihrem Körper wohl und erkennen seine Stärke und Gesundheit. ○ Die Tätigkeiten, die Sie ausführen, erfüllen Sie. ○ Sie verspüren kein Bedürfnis, Diskussionen oder Argumentationen mit anderen Menschen zu beginnen, geschweige denn emotionale Auseinandersetzungen. ○ Es ist Ihnen nicht wichtig, Ihr Wissen zu präsentieren oder immer recht zu haben. ○ Sie erkennen die Schönheit und Einzigartigkeit auch in Ihren Mitmenschen. ○ Sie besitzen ein gesundes Vertrauen in sich selbst und Ihre Fähigkeiten. ○ Andere Menschen schätzen Sie als eine angenehme Gesellschaft ein, gegebenenfalls sogar als beratend, hilfsbereit, friedlich und inspirierend. ○ Sie sind offen für andere Ansichten und Meinungen. ○ Andere Menschen fühlen sich aufgrund Ihrer hohen Schwingung zu Ihnen hingezogen.	○ Sie haben das Gefühl, in Ihrem Leben festzustecken und nicht vorwärtszukommen. ○ Sie können Ihre Gefühle nur schwer zulassen und neigen dazu, Emotionen zu unterdrücken oder auf später zu verschieben. ○ Sie reagieren auf viele Dinge sehr emotional. ○ Verzweiflung und Hoffnungslosigkeit sind Empfindungen, die Sie häufig spüren. ○ Ihr Körper ist ständig geschwächt von Beschwerden und Krankheiten. ○ Sie fühlen sich körperlich nicht fit und ungesund. ○ Sie haben Schwierigkeiten mit dem Vergeben anderer Menschen und sich selbst. ○ Ihnen ist nicht klar, was Sie in Ihrem Leben erreichen wollen. ○ Sie haben das Gefühl, nur schlechte Entscheidungen zu treffen. ○ Sie können nur wenig Schönheit im Leben erkennen. ○ Ihnen fällt es schwer, die positiven Seiten Ihrer Mitmenschen anzuerkennen. ○ Sie empfinden nicht häufig Dankbarkeit. ○ Sie haben das Gefühl, dass das Schicksal es nicht gut mit Ihnen meint, und aus Ihrer Sicht wollen andere Menschen Ihnen nur Schlechtes tun. ○ Sie beschweren sich oft. ○ Sie konsumieren viel Entertainment, wie gewalttätige Filme und aggressive Musik.
Angekreuzte Aussagen: _____/15	Angekreuzte Aussagen: _____/15

Mit welchen Aussagen können Sie sich mehr identifizieren? Haben Sie mehr Kreuze in der Spalte „hohe Schwingung" oder „niedrige Schwingung" gemacht? In welche Richtung schlägt Ihr Pendel aus? Stellen Sie mithilfe der Anzahl der angekreuzten Aussagen fest, zu welcher Schwingung Sie momentan tendieren. Wenn Sie zum Beispiel 10 von 15 Aussagen der linken Tabellenspalte und 7 von 10 der rechten Tabellenspalte angekreuzt haben, schlägt das Pendel eher in die Richtung einer hohen Schwingung aus. An dieser Stelle soll noch einmal erwähnt werden, dass das Ergebnis dieses Tests nur Aufschluss über die momentane Schwingungsebene gibt, also jener, die Sie an diesem Tag in diesen Minuten aufweisen. Das bedeutet nicht, dass sich das Ergebnis nicht in wenigen Stunden oder Tagen vollkommen in die eine oder andere Richtung ändern kann. Es gibt hier ebenso kein Richtig und kein Falsch, denn der Test weist lediglich wertungslos auf den Ist-Zustand hin. Mithilfe dieser Information, die Sie über Ihre Schwingungsebene erhalten haben, erhalten Sie einen Ansatz, mit dem Sie nun arbeiten können. Den ersten Schritt haben Sie bereits gemacht, nun folgt die Schwingungserhöhung.

Mit der Hilfe von Klängen die eigene Schwingung erhöhen

Einige Lebensumstände bewirken in uns in Form von negativen oder positiven Gefühlen und Gedanken das **unbewusste** Anpassen der Frequenz auf ebendiese Geschehnisse. Wenn wir uns beispielsweise über eine zerbrochene Tasse und dahingehend über unsere eigene Tollpatschigkeit ärgern, sinkt unsere Schwingung auf eine tiefere Frequenz herab. Wenn wir andererseits Zeit mit unseren Liebsten verbringen, lachen und dabei Herzlichkeit und Liebe empfinden, schwingen wir automatisch auf einem höheren Niveau.

Dieser Zustand kann jedoch auch **bewusst** hervorgerufen werden, indem wir unser Denken und Fühlen auf jene Eigenschaften und Empfindungen ausrichten, die mit einer höheren Schwingung verknüpft sind. Damit ist nicht gemeint, dass ab sofort alles Unangenehme und Negative einfach ignoriert und aus dem eigenen Leben gestrichen werden soll. Es geht vielmehr darum, mit den Ereignissen des Alltags und dem eigenen Schicksal so umzugehen, dass unsere persönliche Schwingung nicht darunter leidet.

Klänge sind nur eine von vielen Möglichkeiten, Ihre Schwingung anzupassen. Wenn Sie bemerken, dass Sie wieder einmal den Bezug zu sich selbst verloren haben, wie es heutzutage vielen Menschen passiert, können Sie sich bewusst dem Hilfsmittel der Klangschale bedienen, um Ihre Schwingung wieder anzuheben. Sie können sich ausdrücklich für eine höhere Bewusstseinsebene entscheiden, selbst wenn Sie etwas bedrückt, indem Sie Ihre Konzentration und damit Ihre Aufmerksamkeit auf den jetzigen Moment richten. Klänge führen uns wieder zurück zu uns selbst, indem sie uns mit ihren heilenden Tönen in die Gegenwart zurückholen. Wir schwelgen nicht länger in der Vergangenheit und bedauern die Dinge, die wir getan oder eben nicht getan haben, ebenso blicken wir nicht in die Zukunft und gehen dort unseren schlimmsten Erwartungen und Szenarien nach. Beide Versionen halten uns in einer niedrigeren Schwingung, da wir Gefühle und Gedanken empfinden, die mit dieser Ebene identifiziert werden. Wir können weder die Vergangenheit ändern noch die Zukunft kontrollieren, weshalb also Gedanken darüber verschwenden? Was wir jedoch beeinflussen können, ist das Hier und Jetzt. Hier und jetzt können wir uns für einen höheren Bewusstseinszustand entscheiden, der uns nicht nur wieder zu uns, zu unserem höheren Selbst, zurückführt, sondern uns dazu befähigt, mit kommenden Ereignissen des Lebens besser umzugehen.

WIE WIRKT DIE KLANGMASSAGE AUF UNSEREN KÖRPER?

Die Klangmassage ist eine Heilmethode, die mithilfe von speziell gewählten Tönen und Klängen den Körper in einen Zustand der Entspannung begleiten soll. Dadurch werden die Sinne des zu Behandelnden beruhigt, innere Störungen werden gelöst und Verspannungen verflüchtigen sich. Auch auf den Geist wirkt sich die Klangmassage positiv aus, denn dieser erfährt neben Harmonie und Entlastung auch Stille und Frieden. Diverse Klangschalen mit unterschiedlichen Klängen werden während der Therapie in Schwingung versetzt. Dabei befinden sich diese in einer bewusst gewählten Anordnung und sind auf die Problemzonen des zu Behandelnden ausgerichtet. Die Schwingung trifft auf den Körper des Menschen und die Frequenzen breiten sich in allen Zellen aus. Der Körper geht in Resonanz mit den harmonisierenden und entspannenden Tönen, wodurch er all die positiven Auswirkungen der Musik der Klangschalen wahrnehmen kann.

Die Praxis beweist es: Die Klangschalenmassage ist nicht nur in der Lage, den Menschen in ein allgemeines Wohlgefühl zu versetzen, sondern kann zudem Schmerzen lindern und das Körpergefühl steigern. Die Schwingungen der Instrumente regen die Zellen an, sodass diese dazu befähigt werden, die Selbstheilungskräfte zu aktivieren. Aus diesem Grund sind es nicht nur Beschwerden wie Schlaflosigkeit, innere Unruhe, Burnout oder Konzentrationsstörungen, die durch Klangmassagen gemindert werden können, sondern eben auch Angstzustände, Herz-Kreislauf-Störungen oder gar körperliche Schmerzen. Da diese Form der Heiltherapie ganzheitlich wirkt, also nicht allein auf der körperlichen Ebene, sondern auch auf der emotionalen, geistigen und seelischen, ist ihr Potenzial vielfältig. Ob bei Depressionen, in einem Trauerfall, bei Bindungsstörungen oder Kinderwunsch – die Klangschalenmassage wirkt in all diesen Fällen unterstützend. Die Therapie mit Klängen erinnert uns daran, in uns zu blicken und die Lösung unserer Probleme bei uns selbst zu finden. Die Kraft in unserem Inneren ist es, die uns dazu befähigt, die stressvollen Momente und die Herausforderungen des Alltages zu meistern, denn nur wir selbst sind dazu in der Lage. Die Klangmassage setzt also auch bei dem Prozess der Persönlichkeitsentwicklung, der Traumatherapie und der Selbsterkenntnis an.

EINE KLANGSCHALENMEDITATION ZU UNS SELBST: TIEFENENTSPANNUNG DURCH KLÄNGE

Indem Sie den Test gemacht und Ihre derzeitige Schwingungsebene festgestellt haben, haben Sie bereits den ersten Schritt zur Transformation Ihres Selbst ausgeführt. Das Anerkennen des Ist-Zustandes ist ein sehr wichtiger Ansatzpunkt, denn ohne zu wissen, wo man sich befindet, kann keine Route zum Ziel geplant werden. Der nächste Schritt liegt in der Arbeit mit der Klangschale: die Meditation. Tiefenentspannung können Sie auch durch eine selbst durchgeführte Klangschalenmeditation erzeugen. Dazu gehen Sie lediglich an einen Ort der Stille in Ihrem Inneren und begeben sich in Einklang mit Ihrer Atmung und den Schwingungen des Instruments. Die Klänge Ihrer Schale führen Sie in die Ruhe und Entspannung – sie sind die Brücke in Ihr Inneres.

Eine klassische Meditation, wie man sie aus den östlichen Kulturen kennt, beinhaltet das Sitzen in Stille, und das meist für einige Stunden. Es mag simpel klingen, doch wenn Sie es bereits versucht haben, werden Sie bemerkt haben, wie schwer es eigentlich ist. Der Geist scheint ständig auf Hochtouren zu laufen und die verschiedensten Gedanken zu erzeugen, die auch dann nicht – bzw. *gerade* dann nicht – verschwinden wollen, wenn man sich in eine Meditation begeben möchte. Um dennoch in den Genuss der inneren Stille zu kommen, ist ein Punkt der Konzentration hilfreich, und an dieser Stelle offenbaren Klangschalen eine ihrer großartigen Einsatzmöglichkeiten. Wenn es uns noch nicht gelingt, all unsere Gedanken vollständig aufzugeben, hilft es, den Geist auf einen bestimmten Punkt zu lenken. Das kann einerseits der eigene Atem sein oder aber auch der Klang einer Klangschale. Sie führt den Meditierenden in die Stille, denn mit dem Verklingen, also dem Leiser-Werden ihres Tons, kehrt immer mehr Ruhe und Entspannung in den Raum und somit in den Menschen ein. Mit diesem akustischen Punkt der Konzentration wird die Aufmerksamkeit des Geistes gebündelt, die Sinne werden gefesselt und mögliche Gedankengänge, die die Meditation behindern würden, verlieren an Relevanz.

Die Klangschalenmeditation – Eine Begegnung mit dem eigenen Körper

1. Begeben Sie sich an einen ruhigen Ort, an dem Sie für die Dauer der Meditation ungestört sein können. Beseitigen Sie mögliche Quellen störender Nebengeräusche. Tragen Sie angenehme und nicht zu enge Kleidung.
2. Setzen Sie sich aufrecht hin und platzieren Sie Ihre Klangschale vor Ihnen. Achten Sie darauf, sich in einer möglichst bequemen Position einzurichten.
3. **Schwingen Sie die Klangschale einmal an**
4. Konzentrieren Sie sich mit Ihrer Aufmerksamkeit auf Ihren Körper und nehmen Sie ihn in seiner Gesamtheit wahr, so, wie er jetzt gerade dasitzt.
5. Beginnen Sie damit, Ihren Körper von unten nach oben zu scannen, angefangen bei den Füßen.
6. **Schwingen Sie die Klangschale einmal an**
7. Richten Sie Ihre volle Konzentration auf Ihre Füße und nehmen Sie sämtliche Empfindungen wahr. Werten Sie diese nicht, sondern nehmen Sie sie lediglich zur Kenntnis.
8. **Schwingen Sie die Klangschale einmal an**
9. Wandern Sie hoch zu Ihren Beinen: Unterschenkel, Knie und Oberschenkel. Spüren Sie das Leben in diesen Gliedmaßen und verweilen Sie an dieser Stelle Ihres Körpers, wie auch an allen anderen Stellen, so lange, wie Sie mögen.
10. **Schwingen Sie die Klangschale einmal an**
11. Nehmen Sie nun Ihren Hüftbereich wahr und nehmen Sie auch hier Ihre körperlichen Empfindungen wahr.
12. **Schwingen Sie die Klangschale einmal an**
13. Gehen Sie zu Ihrem Oberkörper über und nehmen Sie Notiz von Ihrem Bauchraum. Spüren Sie all Ihre inneren Organe, Ihre Verdauung und die Energie, die durch die Gefäße strömt.
14. **Schwingen Sie die Klangschale einmal an**
15. Lassen Sie den Klang in Ihren Brustraum vordringen und spüren Sie, wie Ihre Lunge sich weitet und wieder zusammenzieht. Nehmen Sie auch das lebendige, aber ruhige Schlagen Ihres Herzens wahr.

16. *Schwingen Sie die Klangschale einmal an*

17. Wandern Sie mit Ihrer Konzentration Ihre Schultern, Oberarme, Ellenbogen und Unterarme herab und spüren Sie Ihren Körper dort.

18. *Schwingen Sie die Klangschale einmal an*

19. Lassen Sie Ihr Körpergefühl zu Ihren Händen und Fingern übergehen. Nehmen Sie die Energie wahr, die durch sie fließt.

20. *Schwingen Sie die Klangschale einmal an*

21. Richten Sie nun Ihre Aufmerksamkeit auf Ihren Hals und nehmen Sie die dortigen Empfindungen zur Kenntnis, ohne diese zu werten. Verbleiben Sie auch hier so lange, wie es Ihnen Ihre Intuition rät.

22. *Schwingen Sie die Klangschale einmal an*

23. Gehen Sie mit dem Klang zu guter Letzt zu Ihrem Gesicht und Kopf über. Spüren Sie die Schwingungen in diesem Bereich und nehmen Sie wahr, wie Ihr Körper auch an dieser Stelle mit dem Klang in Resonanz geht.

24. Legen Sie sich nun in eine entspannte und bequeme Haltung in Rückenlage auf den Boden.

25. *Schwingen Sie die Klangschale einmal an*

26. Folgen Sie dem Klang in die tiefe Stille. Lassen Sie vollständig los und schmelzen Sie in den Untergrund. Geben Sie sich der Tiefenentspannung hin, so lange, wie Sie möchten.

27. Wenn Sie bereit sind und den Zustand der Tiefenentspannung verlassen möchten, richten Sie sich langsam und sanft wieder auf.

28. *Schwingen Sie die Klangschale einmal an*

29. Schenken Sie sich ein Lächeln und danken Sie Ihrem einzigartigen Körper und Ihrem Geist. Tragen Sie dieses wunderbare Gefühl von Entspannung, innerer Gelassenheit und Ruhe in Ihren Alltag.

NACH ENTSPANNUNG HIN ZUR TRANSFORMATION – HILFE ZUR SELBSTHILFE

> Transformation ist jener Prozess, den ein Mensch durchläuft, wenn er sich verändert. Der vorhandene Ist-Zustand wird umgewandelt in einen in der Zukunft liegenden Ziel-Zustand. Da der Mensch während einer Transformation eine neue Bewusstseinsebene erreicht, kann man auch von einer Entwicklung oder Evolution der Persönlichkeit sprechen. Die Klangtherapie greift in diesen Prozess der Transformation ein, indem sie die Voraussetzungen für die persönliche Weiterentwicklung schafft.

Durch die Klang-Meditation haben Sie Ihren Körper auf die Schwingung eingestimmt, die Sie in einen Zustand des Wohlgefühls und der Harmonie versetzt. Es ist Ihnen gelungen, Ihre alltäglichen Sorgen in eine positive Empfindung zu transformieren, die Ihre körperliche und geistige Gesundheit unterstützt. Mit den Klangschalen haben Sie ein wunderbares Werkzeug in der Hand, mit dem Sie zu jeder Zeit, wann immer Sie es für richtig halten, zu einem sicheren Ort der inneren Ruhe und zu sich selbst zurückfinden. Wenn Sie nicht genau wissen, ob Sie in diesem Moment von einer selbst durchgeführten Klangtherapie profitieren würden, machen Sie einfach den Test. Wenn dieser anzeigt, dass sich Ihre persönliche Schwingung tendenziell eher im unteren Bereich befindet, können Sie sicher sein, dass sie durch die Klangschale angehoben und transformiert werden kann. Aber selbstverständlich auch dann, wenn Sie sich rundum wohl fühlen, wird Sie die Klanganwendung nur noch weiter beflügeln.

Wenn wir in unserem stressigen Alltag gefangen sind, kann es uns sehr schwerfallen, herunterzukommen und die über den Tag angestaute Anspannung abzulegen. Damit der aufgebaute Stress keine langfristigen Folgen auf unseren Körper und unseren Geist hat, müssen wir diese durch Entspannung ausgleichen. Die Balance muss wieder hergestellt werden, um möglichen

Störungen und Blockaden auf energetischer wie auch auf körperlicher Ebene den Nährboden zu entziehen.

Nachdem Sie einen anstrengenden Arbeitstag mit vielen stressvollen Momenten hinter sich haben, ist es zu empfehlen, dass Sie sich der Wirkung der Klangschalen bedienen. Sie eignen sich sehr gut als Instrument zum Abbau von Anspannung und helfen Ihnen somit, sich zuallererst zu entlasten und somit Ihren negativen Ist-Zustand zu transformieren. Was zuvor für Sie noch belastende Empfindungen und sorgenvolle Gedanken waren, wandelt sich mit der Klangschalenmeditation zu einem lockeren und ausgeruhten Gemüt. In diesem Zustand der Entspannung erlangen Sie eine Klarheit, eine Bewusstheit, die es Ihnen ermöglicht, Ihr Leben aus einer anderen Perspektive zu betrachten. Wenn wir auf ein Problem mit Angst und Stress reagieren, wirkt es für uns unüberwindbar und wir fühlen uns nicht in der Lage, uns mit diesem auseinanderzusetzen. Doch was wäre, wenn Sie diese störenden Gefühle, die die Lösungssuche für den Konflikt erschweren, transformieren könnten? Wie wirkt das Problem auf Sie, wenn Sie es plötzlich mit Positivität und einer geistigen Klarheit betrachten? Die Klänge rufen die in uns wohnenden Emotionen wie Sicherheit, Geborgenheit sowie Vertrauen wach und erinnern uns daran, achtsam zu bleiben. Der Zustand der Tiefenentspannung, den wir durch die Klangschalen erreichen, ermöglicht uns, die Dinge, die uns beschäftigen, aus der Perspektive eines Beobachters zu betrachten. Wir sind nicht länger im Chaos des Alltages verstrickt, was uns ermöglicht, die Geschehnisse von außen zu sehen. Sie werden erstaunt sein, wie viele Erkenntnisse Sie allein durch diesen Perspektivwechsel erhalten werden.

Nehmen Sie sich jeden Tag die Zeit, um sich durch das Spielen der Schale bewusst in diesen Zustand zu bringen, damit Ihnen der Stress nichts mehr anhaben kann. 2 bis 5 Minuten täglich reichen schon aus, um einen spürbaren Effekt zu erzielen, wobei es zweitrangig ist, in welcher Form Sie mit den Klängen der Klangschalen arbeiten. Das Geheimnis liegt in der Selbsthilfe: Sie allein wissen ganz genau, wann Sie das heilende und angenehme Singen der Klangschalen benötigen, um in die Entspannung zu finden. Nutzen Sie die Chance, sich selbst zu helfen, indem Sie die Ruhe und Harmonie zu sich einladen, wann immer Sie es benötigen.

Klangschalen kennenlernen

Sie erhielten auf den vergangenen Seiten einen umfangreichen Einblick in die theoretischen Wirkungsweisen der Klangschalen. Nun wird es Zeit, dass Sie diese durch die Praxis kennenlernen. Erforschen Sie, welche Techniken des Anspielens es gibt und welche verschiedenen Klänge diese erzeugen. Lernen Sie zudem etwas über die Anwendung der Instrumente und mit welchen Übungen Sie die entstehenden Schwingungen für sich nutzen können – denn mit dem einfachen Anschlagen der Schale ist das volle Potenzial dieser lange noch nicht ausgeschöpft! Mit der Spieltechnik und der Handhabung der Klangschalen können Sie beeinflussen, auf welcher Ebene Sie durch die Klänge erreicht werden möchten.

DAS ANSPIELEN

Eine Klangtherapie beginnt bereits mit dem Anspielen der Klangschale, das keineswegs zu unterschätzen ist. Hier gibt es zwei verschiedene Methoden, die jeweils einen anderen Effekt erzielen. Je nachdem, wie man die Schale anspielt, wo der Schlägel an das Material geführt und mit welcher Intensität die Schale angeschlagen wird, entsteht ein anderes Klangerlebnis.

Die Spielhaltung

Ebenso relevant für die erklingenden Töne ist die Haltung des Anspielens. Sie können die Klangschale vor sich hinstellen, wobei sie stets auf einer geeigneten Unterlage abgelegt ist, wie zum Beispiel auf einem Kissen, einem Ring oder auch auf einem Teppich oder einer Decke. Auch die Spielhaltung auf der flachen Hand ist möglich, wobei die eigene Handfläche eine Art Unterlage darstellt. Die Schwingungen können zudem über den Hautkontakt direkt in den Körper weitergeleitet werden – die Klangtherapie, bei der die Instrumente direkt auf den zu behandelnden Menschen abgestellt werden, bedient sich an diesem gewollten Effekt. Da der Körper mitschwingt und aus keinem starren Material besteht, wie zum Beispiel ein Tisch oder der Boden, wird er die Ausdehnung des Klangs vergleichsweise wenig beeinträchtigen. Dennoch wird sich das Klangverhalten von dem einer anderen Spielhaltung unterscheiden, da der eigene Körper sozusagen die Frequenzen aufnimmt und absorbiert. Je freier die Schale stehen kann, desto besser kann sich das Verhalten der Schwingung im Raum ausbreiten und desto harmonischer ist auch ihr Klang.

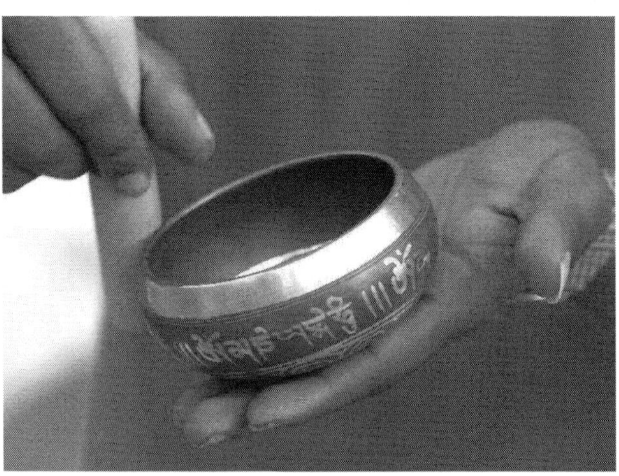

Sie können ebenso die Klangschale auf Ihren Fingerspitzen ablegen, wodurch es möglich ist, dass Sie die feinen Schwingungen mit ebendiesen erfühlen können – nicht umsonst spricht man von dem „Fingerspitzengefühl". In den Spitzen der Finger enden gemäß verschiedenen Ansätzen der Naturmedizin nicht nur Nerven, sondern auch die sogenannten Meridiane.

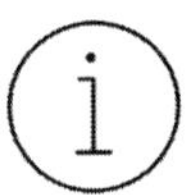

Meridiane sind jene Kanäle im Körper des Menschen, durch die die Lebensenergie, auch Qi genannt, fließt. Diese Bahnen bilden ein unsichtbares Netzwerk durch den gesamten Organismus, das sämtliche Organe, Gewebe, Zellen und Körperfunktionen miteinander verknüpft. Besonders in der Traditionellen Chinesischen Medizin werden Meridiane thematisiert. Hierbei wird davon ausgegangen, dass der Mensch gesund ist, wenn das Qi frei und ohne Blockaden fließen kann. Analog bedeutet dies: Je mehr Störungen auftreten und je mehr Disharmonie im System auftritt, desto mehr manifestieren sich auch körperliche wie geistige Leiden und Beschwerden, bis hin zu Krankheiten. Mit dem Stimulieren dieser bedeutsamen Energiebahnen durch Frequenzen und Schwingungen können Erkrankungen gelindert werden.

Positionieren Sie stets mit Bedacht die Klangschale auf Ihrer Handfläche bzw. auf den Fingerspitzen, damit diese auch wirklich sicher aufliegt, selbst dann, wenn Sie sich leicht bewegen und die Klangschale in Schwingung versetzen. Es ist wichtig, dass das Instrument sicher steht, ohne mit der anderen Hand festgehalten zu werden, denn diese benötigen Sie für das Halten des Schlägels oder Klöppels. Die Klangschale sollte so stabil stehen, dass sie nicht wackelt und nicht herunterfallen kann, was ansonsten zu Rissen und anderen Beschädigungen führen könnte. Wenn Sie diese Stabilität nicht gewährleisten können, entscheiden Sie sich besser für das Abstellen vor sich auf einer passenden Unterlage. Auch damit werden Sie einen schönen Klang erzeugen.

Egal, für welche Platzierung Sie sich letztendlich entscheiden, achten Sie darauf, dass die Klangschale möglichst frei steht und ungehindert schwingen kann. Wenn Sie sie auf Ihrer Handfläche halten, sollten die Finger ausgestreckt sein. Auch beim Spielen auf den Fingerspitzen ist es wichtig, dass die Fingernägel nicht an dem Metall anliegen und den Klang nicht verzerren.

Wenn Sie die Klangschale an ihrem Rand festhalten, beenden Sie damit automatisch das Schwingen dieser und somit das Ertönen des Klangs. Das liegt daran, dass der Boden die einzige Fläche ist, die gehalten werden bzw. aufliegen kann, ohne das Klangbild zu verändern, da die Schwingungsfähigkeit dort nachlässt. Der obere Schalenrand hingegen muss in der Lage sein, die Schwingungen ungehindert weitergeben zu können. Wenn Sie diese jedoch zum Beispiel mit einem Finger während des Klingens berühren, wird der Ton gestoppt. Probieren Sie es aus.

Das Anschlagen

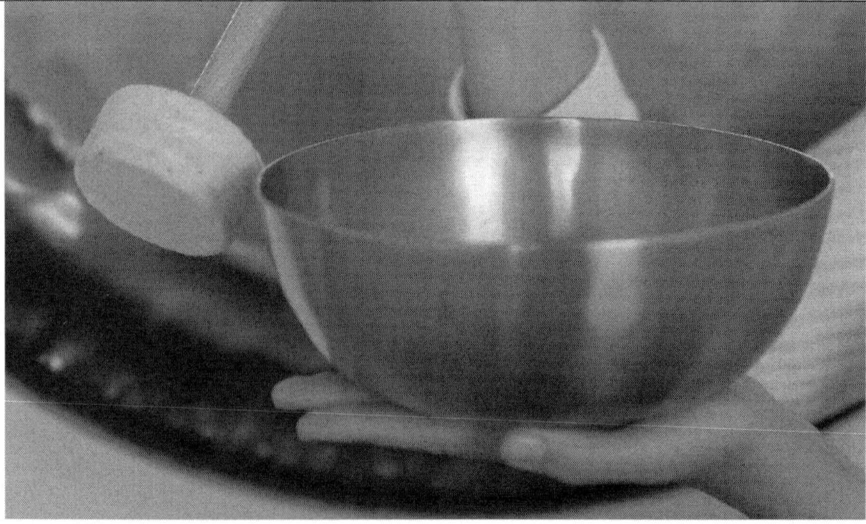

Für das Anschlagen Ihrer Klangschale benötigen Sie neben dem Instrument auch einen passenden Schlägel. Nachdem Sie sich für eine Spielhaltung entschieden haben, befolgen Sie die nächsten Schritte. Selbstverständlich können Sie die Platzierung der Schale verändern und mit den unterschiedlichen Möglichkeiten experimentieren, um zu erkunden, wie sich das Klangverhalten mit der Veränderung der Positionen anpasst.

Für Anfänger, die erst einmal ein Gefühl für das Anspielen bekommen möchten, empfiehlt sich ein Filzschlägel. Ein Exemplar mit einem eher härteren Filzkopf wird einen höheren Ton erzeugen und allgemein auf den Kopf- sowie Herzbereich Einfluss nehmen. Eine weichere Version hingegen wird vor allem den unteren Teil des Körpers ansprechen, da er einen tendenziell eher tieferen Ton erzeugt.

Kommen wir nun zu den drei möglichen Varianten, wie Sie den Schlägel beim Anschlagen halten können:

1. Halten Sie den Schlägel wie ein Messer in der Hand parallel zum Schalenrand und schlagen Sie einmal kurz mit der Kopfseite (zum Beispiel aus Filz) dagegen. Beachten Sie den Winkel, zu dem Sie den Schlägel ausrichten, denn Sie sollten weder von oben noch schräg auf den Rand der Schale schlagen.
2. Für diese Variante halten Sie den Schlägel wie oben, also so, als ob Sie ein Messer in der Hand hätten, doch Sie schlagen dieses Mal die Klangschale statt parallel bewusst in einem Winkel an.
3. Halten Sie den Schlägel wie ein Pendel mit den Fingern am oberen Stabende fest, sodass der Schlägelkopf nach unten hängt. Anschließend holen Sie leicht aus und lassen diesen mit seiner eigenen Trägheit sanft gegen den oberen Rand der Schale schlagen.

Ziehen Sie den Schlägel nach der Berührung wieder zurück und lassen Sie die Klangschale ausschwingen, bevor Sie sie erneut anschlagen können. Auch der Bereich, der angespielt wird, spielt eine Rolle: Wählen Sie den oberen Rand, denn die Fähigkeit zum Schwingen nimmt im mittleren und unteren Bereich der Klangschale ab. Beginnen Sie damit, zunächst nur wenig Kraft dafür aufzuwenden, und testen Sie dann erst aus, wie sich die Schlagintensität auf die Schwingung ausübt. So bekommen Sie ein Gefühl für das Anspielen der Klangschale mit dem Schlägel.

Das Reiben

Während das Anschlagen einen einmal ausgelösten Klang erzeugt, verursacht das Reiben eine etwas andere Erzeugung des Klangs. Diese Technik des Anspielens erinnert an das Kreisenlassen eines angefeuchteten Fingers auf dem Rand eines Weinglases. Hierfür eignet sich, wie der Name bereits verrät, ein Reibeklöppel, der extra so konstruiert ist, dass Sie mit einer breiteren Auflagefläche und dem geeigneten Material (zum Beispiel Leder oder Gummi) das bestmögliche Klangerlebnis erzielen können. Legen Sie den Reibeklöppel an den oberen Rand der Schale und fangen Sie an, diesen langsam im Kreis an der Außenseite entlangzuführen. Achten Sie darauf, dass Sie kontinuierlich, ohne abzusetzen, mit dem Metall in Berührung sind und dass Sie den Reibeklöppel relativ fest gegen die Schale drücken. Auch hier ist der beste Lehrer die eigene Erfahrung: Sie müssen es einige Male ausprobieren, um ein Gefühl dafür zu entwickeln. Wenn Sie Ihre Klangschale anreiben, wird der entstehende Ton nicht, wie beim Anschlagen, laut erklingen und dann abnehmen, sondern er wird sich erst entwickeln. Der Klang macht sich erst leise bemerkbar und baut sich mit jeder Umdrehung des Reibeklöppels auf, sodass er immer stärker und lauter wird. Ab einer bestimmten Lautstärke wird die Klangschale jedoch ein unharmonisches, schnarrendes Geräusch erzeugen, das mit seinem Scheppern nur noch wenig mit dem ursprünglichen „Singen" gemeinsam hat. Mit zunehmender Erfahrung werden Sie diesen Zeitpunkt frühzeitig erkennen und das Anreiben dementsprechend anpassen. Experimentieren Sie mit dem ausgeübten Druck, der Geschwindigkeit und der Dauer des Reibens.

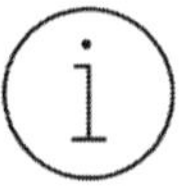

Sie können auch beide Anspieltechniken miteinander vereinen, indem Sie zunächst die Klangschale mit einem Reibeklöppel anschlagen und anschließend diese wie gewohnt anreiben. Dies erzeugt einen Ton, der noch tiefer erklingt. Für ein Erlebnis der besonderen Art gießen Sie Wasser in Ihre Klangschale und spielen sie anschließend an, entweder durch einmaliges Anschlagen oder durch die Reibetechnik. Vor Ihnen wird sich ein regelrechtes visuelles Spektakel ereignen, denn wenn das Wasser durch die Schwingungen der Schale in Bewegung gesetzt wird, entwickeln sich diverse Formen und Muster, wie Kreise oder sogar Strudel. Unter bestimmten Umständen fängt es sogar an, zu spritzen!

KLANGSCHALEN AUF DER KÖRPEREBENE ERLEBEN

Die Musik der Klangschalen nehmen wir größtenteils durch unseren Hörsinn wahr. Doch dies ist nicht der einzige Weg, über den die heilenden Wirkungen in unseren Körper gelangen: Auch über das Fühlen erfassen wir das Singen des Instruments. Die Schwingungen werden in der Nähe unseres Organismus für uns spürbar, je nachdem, wie weit sie von uns entfernt ist. Während der Klangtherapie werden also zwei unserer Sinne beansprucht, die unsere Konzentration auf das Geschehene, nämlich die wohltuenden Frequenzen, lenken. Dieser Effekt führt dazu, dass wir unsere Aufmerksamkeit automatisch von belastenden Gedanken, Alltagssorgen sowie Stress abwenden, um uns der Entspannung hinzugeben.

Der indirekte Körperkontakt:
Das Sitzen zwischen mehreren Klangschalen

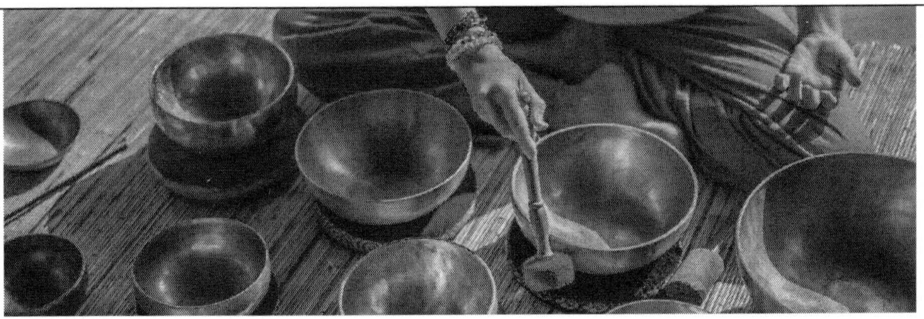

Die klassische Form des Anschlagens einer Klangschale ist bereits eine Variante des indirekten Körperkontaktes. Bestimmte Techniken, die den Umgang mit den schwingenden Instrumenten beschreiben, sehen vor, die Klangschale nahe an die Haut zu halten. Die Schale wird direkt vor dem Körper angeschlagen und entlanggeführt, ohne diesen jedoch zu berühren. Der indirekte Körperkontakt ist eine etwas sanftere Methode der Klangschalentherapie, die in ihrer Intensität im Vergleich zur direkten Variante abgeschwächter und dennoch sehr angenehm und heilsam ist. Das Sitzen zwischen mehreren Klangschalen gibt Ihnen die Möglichkeit, ein einzigartiges Erlebnis von Klängen zu erfahren. Es fühlt sich fast so an wie ein Bad, denn die Schwingungen umgeben Sie vollständig und Sie tauchen ein in angenehme und entspannende Frequenzen.

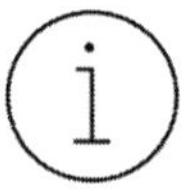

Ein **Klang-Bad** zu nehmen, können Sie ebenso im wahrsten Sinne des Wortes angehen: Lassen Sie angenehm temperiertes Wasser in Ihre Badewanne einlaufen und entspannen Sie bei den herrlichen Klängen der Schale. Doch nur mit der akustischen Stimulierung ist dieses ganz besondere Erlebnis noch nicht vollständig, denn wenn Sie die schwimmende Klangschale in das Badewasser stellen, werden die Schwingungen beim Anschlagen dieser durch das Wasser sichtbar. Die wellenartige Ausbreitung der Frequenzen durch das flüssige Medium dringt bis zu Ihrer Haut vor und sorgt für eine einzigartige Erfahrung. Sie baden wortwörtlich im Klang!

Für das Sitzen zwischen mehreren Klangschalen begeben Sie sich zunächst in eine bequeme Körperhaltung. Wenn Sie die Klangschalen nicht selbst anspielen, sondern dies ein Partner für Sie tut, können Sie sich auch zum Beispiel auf den Rücken legen. Ansonsten setzen Sie sich auf einen weichen Untergrund, sodass Sie ungehindert eine Weile in die Welt des Klangs um sich herum eintauchen können, ohne von diversen körperlichen Empfindungen gestört zu werden. Platzieren Sie nun mehrere Klangschalen möglichst gleichmäßig um sich herum, jedoch so, dass Sie immer noch in der Lage sind, diese recht bequem von Ihrer Sitzhaltung aus anzuspielen. Der Abstand zu Ihrem Körper sollte bewusst so gewählt werden, dass Sie die Schwingungen sehr gut wahrnehmen können. Die Klangschalen sollten also nicht zu weit entfernt stehen, aber auch nicht Ihren Körper berühren. Das krampflose Anschlagen aller Schalen sollte stets möglich sein. Bereiten Sie sich nun auf das Klangerlebnis vor, indem Sie einen geeigneten Schlägel zur Hand nehmen. Spielen Sie nun die Klangschalen an: eine nach der anderen in einer ruhigen und langsamen Geschwindigkeit. Spüren Sie nach jedem Anschlag in sich hinein und nehmen Sie wahr, welche neuen Töne sich durch die jeweilige Klangschale zu den bereits vorhandenen Schwingungen dazugesellen. Führen Sie diese Methode weiter fort, indem Sie immer wieder das entstandene Klangbild durch das Anschlagen einer weiteren Schale verändern.

Der direkte Körperkontakt: Das Ablegen der Klangschale auf dem Körper

Das Halten und Anspielen der Klangschale auf der Handfläche oder den Fingerspitzen ist bereits eine Form des direkten Körperkontaktes, denn das Instrument wird dafür auf der Haut abgelegt. Wir nehmen dabei die Schwingungen bereits sehr deutlich wahr, und das, obwohl der Boden der Klangschale jener Bereich ist, der am wenigsten schwingt. Diese Technik kann jedoch weitergeführt werden, indem die Schale auch auf andere Körperstellen abgelegt wird. Hierbei empfiehlt es sich, das Anspielen von einem Partner übernehmen zu lassen, da gewisse Körperbereiche so besser erreicht werden können, doch dies ist nicht zwingend ein Muss.

Bauch

Eine bekannte und angenehme Übung, die gleichzeitig einen sehr engen Kontakt zum Körper herstellt, ist das Ablegen der Klangschale auf dem **Bauch**. Der genaue Auflagepunkt ist der Solarplexus, der auch als das Sonnengeflecht bezeichnet wird und sich zwischen dem Ende des Brustbeines und dem Nabel befindet. Dieser stellt das zentrale Nervengeflecht des Menschen dar und ist aus diesem Grund besonders aufnahmefähig für heilende Frequenzen. Von hier aus verteilen sich die Schwingungen über die Nerven in den gesamten Körper.

Brustbein

Auch das **Brustbein** stellt einen geeigneten Ablageort für die Klangschale dar, da die entstehenden Schwingungen über die Rippen, die am Sternum zusammengeführt werden, um den Oberkörper herum geführt werden.

Becken

Das Auflegen des Instruments auf das **Becken** stimuliert vor allem das Sexualchakra. Die Schwingungen verteilen sich im gesamten unteren Körper, regen dort die Durchblutung an und aktivieren somit mögliche stagnierende erotische Energien.

Rücken

Auf dem **Rücken** an der Wirbelsäule entlang erfordert das Abstellen der Klangschale Feingefühl, da dort wichtige Nerven verlaufen. Doch richtig angewendet, führt die Klangmassage hier zum Abbau von Schmerzen.

Nacken-/Schulterregion

Das Loslassen von Verspannungen wird auch in der **Nacken- und Schulterregion** erreicht. Wichtig ist es, immer beide Seiten zu behandeln, damit kein Ungleichgewicht entsteht.

Für einige Bereiche ist es notwendig, die Klangschale zu stabilisieren, damit diese nicht vom Körper herunterfällt und überhaupt angespielt werden kann. Es sollte mit so wenig Fingerkontakt wie nur möglich geschehen, damit die Schwingung nicht zu stark behindert und der Klang nicht zu sehr beeinträchtigt wird. Dies kann erfolgen, indem Sie mit einem Finger von innen in die Mitte des Bodens drücken oder von außen die Schale möglichst weit unten halten, also dort, wo sie weniger stark schwingt.

KLANG ATMEN

Damit der Klang nicht nur äußerlich auf den Körper wirken, sondern auch in das Innere vordringen kann, stellt das Atmen des Klangs eine reizvolle Übung dar. Nehmen Sie die Schwingungen in sich auf, indem Sie Ihre Atmung ganz bewusst mit der Klangtherapie verbinden.

> Analog zu der Übung des Einatmens des Klangs können Sie den Klang auch „**trinken**". Schwingen Sie das Instrument vor Ihrem Mund an, öffnen Sie diesen und lassen Sie die Schwingungen herein. Experimentieren Sie mit dem Öffnen und Schließen des Unterkiefers und der Lippen – finden Sie heraus, was passiert.

Schwingen Sie zunächst die Klangschale Ihrer Wahl an und halten Sie diese vor Ihr Gesicht, ohne es direkt zu berühren. Schließen Sie die Augen und visualisieren Sie, wie die entstandenen Schwingungen mit Ihrem tiefen Einatmen in Ihren Mund oder Ihre Nase eingesogen werden. Der Klang dringt so durch die Luftröhre und die Lunge in die inneren Organe vor, wo er sich ausbreitet. Nehmen Sie die Energien der Klangschale in sich auf, indem Sie mit jedem Einatmen mehr und mehr von diesen inhalieren. Experimentieren Sie ruhig ein wenig mit dieser Übung und machen Sie Ihre eigenen Erfahrungen. Möglicherweise erhalten Sie einen intensiveren Effekt, wenn Sie das Instrument dichter vor Ihr Gesicht halten. Manche bevorzugen die nasale Atmung, andere wiederum die durch den Mund. Versuchen Sie diese Technik auch mit geöffnetem Mund: Die Schallwellen des Klangs werden durch den Rachenraum verstärkt und erzeugen somit eine neue Klangerfahrung mit intensiveren Frequenzen.

Die klassische Klangschalenmassage

Wie läuft eine typische Klangschalenmassage ab? Welche Dinge gibt es zu beachten und welche Aspekte sollten berücksichtigt werden, damit Sie ein möglichst positives Ergebnis erwarten können? Die folgenden Seiten vermitteln Ihnen einen Überblick über den klassischen Ablauf einer Klangschalenmassage. Diese Form der Klangtherapie beinhaltet nicht nur die Massage an sich, sie setzt sich zudem aus der Vor- sowie der Nachbereitung zusammen. Diese bilden den Rahmen für eine gelungene Behandlung, sodass nicht auf sie verzichtet werden kann.

Dieses Kapitel bildet darüber hinaus die Grundlage für die kommenden Themenbereiche dieses Buches, sodass Sie optimal darauf vorbereitet werden, mit den Klangschalen Energiearbeit durchzuführen, körperliche Heilung zu aktivieren sowie Rituale für einen entspannteren Alltag zu integrieren.

DIE VORBEREITUNG

Die Vorbereitung für eine gelungene Klangmassage kann entscheidend sein. Auch wenn selbstverständlich die Therapiesitzung den Großteil ausmacht, so müssen dafür zuvor wichtige Vorkehrungen getroffen werden. Diese stellen sicher, dass sich der Massagegast, der mit den Klängen verwöhnt werden soll, wohl fühlt und entspannen kann. Er muss in der Lage sein, sich voll und ganz auf die Massage einlassen zu können, damit er überhaupt davon profitieren kann. Das erfordert eine ausführliche Organisation sowie Planung.

Die Behandlungsräumlichkeiten

Es zählt immer der erste Eindruck, so auch bei Räumlichkeiten, in welchen die Klangschalenmassage durchgeführt werden soll. Die Behandlungsräumlichkeiten sollten an erster Stelle stets sauber und ordentlich sein.

Des Weiteren ist es wichtig, dass die Raumgestaltung für eine angenehme Atmosphäre sorgt. Pastelltöne, wie Gelb oder Orange, sind zu empfehlen, da sie beruhigend und positiv auf den menschlichen Organismus wirken. Bezüglich der Einrichtung ist es ansprechender, wenn nicht zu viele Möbel oder Weiteres aufgestellt werden. Meist reicht es aus, wenn die benötigte Massageliege, Kissen und Decken, passende Dekorationselemente sowie die Klanginstrumente vorhanden sind und den Raum schmücken. Auch der Geruch in den Behandlungsräumlichkeiten ist entscheidend für den Erfolg der Massage. Das Räuchern von dezentem Räucherwerk ist grundsätzlich eine gute Idee, möglicherweise wünscht der Massagegast auch ätherische Öle. Die Temperatur ist außerdem ein sehr wichtiger Wohlfühlfaktor, weshalb der Raum mindestens auf 20 Grad Celsius aufgeheizt werden sollte.

Es sollte kein direktes Sonnenlicht hineinscheinen, das möglicherweise den Massagegast oder den Klangmasseur blenden oder anderweitig irritieren könnte. Auch andere Störfaktoren, wie laute und plötzliche Geräusche, die unter anderem durch viel befahrene Straßen entstehen, sollten minimiert werden. Der Raum sollte zudem vor Einblicken geschützt sein.

Die Unterlage

Es ist entscheidend, dass der Massagegast eine bequeme Haltung einnehmen kann, die er auch die gesamte Dauer der Klangbehandlung problemlos beibehalten kann. Da er die gesamte Zeit über liegen wird, eignet sich hier eine Liege, doch auch ein Bett oder der Boden kann genutzt werden. Die Oberfläche, auf welcher der zu Massierende Platz nimmt, sollte angenehm weich sein, doch nicht so weich, dass er darin zu sehr einsinkt. Für welche Unterlage Sie sich auch immer entscheiden, sie sollte so im Raum platziert sein, dass der Masseur von allen Seiten darauf Zugriff haben kann. Wenn er die Klangschalen anspielt, muss er die verschiedenen Körperbereiche bequem erreichen können, sodass die Massage auch Wirkung zeigen kann.

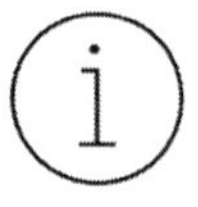

Der gepolsterte Boden eignet sich hervorragend als Unterlage für den Massagegast, denn hier hat er zu allen Seiten genügend Platz, um sich bequem hinzulegen. Außerdem kann auch der Masseur all seine Utensilien auf der gleichen Ebene ablegen. Sollte zum Beispiel eine Klangschale einmal vom Körper herunterrutschen, so muss nicht befürchtet werden, dass sie von der hohen Liege auf den Boden kracht, wodurch sie zum einen ein lautes Störgeräusch verursachen und zum anderen vermutlich Schaden davontragen würde.

Der Klangmasseur

Damit Sie Ihre Klangmassage in vollen Zügen genießen können und sich einzig und allein auf die Entspannung Ihres Körpers konzentrieren brauchen, ist es hilfreich, die Massage von einem Klangmasseur durchführen zu lassen. Achten Sie dabei auf einen vertrauenswürdigen Menschen, der einen guten Eindruck auf Sie macht. Der Masseur sollte ein gepflegtes Äußeres besitzen und eine gewisse Professionalität ausstrahlen. Ringe, Armbänder und anderer Schmuck können bei der Arbeit mit Klangschalen stören und möglicherweise am Metall klappern, weshalb auf diese verzichtet werden sollte. Des Weiteren sollte Ihnen der Masseur mit einer positiven Art entgegentreten und Ruhe sowie Gelassenheit vermitteln. Lassen Sie Ihr Bauchgefühl entscheiden, ob der Klangmasseur der richtige für Sie ist.

Selbstverständlich können Sie auch Ihr eigener Klangmasseur sein. Der Vorteil hierbei ist, dass Sie exakt fühlen, was Sie gerade benötigen, und eine sofortige Reaktion auf die Klänge erhalten. Sie können Ihr Gefühl mit dem Spielen der Klangschale verbinden und so noch intensiver auf Ihren Körper und Geist eingehen.

Das Gespräch vor der Klangmassage

Bevor sich der Massagegast hinlegt und mit den Klängen verwöhnt wird, sollte er auf die kommende Erfahrung eingestimmt werden. Möglicherweise hat er einen anstrengenden Arbeitstag hinter sich oder ihn bedrückt ein persönliches Problem – darauf sollte der Klangmasseur zunächst eingehen. Während der Massage ist es wichtig, dass der zu Behandelnde in das Hier und Jetzt gelangt, sodass er gedanklich weder in der Vergangenheit noch in der Zukunft lebt. Ansonsten wird er sich nicht vollumfänglich auf die Therapie einlassen können. An dieser Stelle kann ein angenehmes Räucherwerk oder ätherisches Öl genutzt werden, um für die erste Entspannung über den Geruchssinn zu sorgen. Während des Gesprächs sollten die folgenden Fragen in angenehmer Atmosphäre angesprochen werden:

> Sollten Sie die Klangmassage selbst durchführen und keinen Masseur aufsuchen, ist es dennoch ratsam, dass Sie sich vor der eigentlichen Therapie mit den hier angesprochenen Fragen und Ihren Bedürfnissen auseinandersetzen. Nehmen Sie sich unbedingt die Zeit, in das Hier und Jetzt zu gelangen, Ihre Alltagssorgen für den Moment abzulegen und Ihre Gedanken vorbeiziehen zu lassen. Oft hilft es, die bedrückenden Gedanken aufzuschreiben, um sie so loslassen zu können. Je mehr Sie sich allein auf den Klang der anstehenden Massage konzentrieren können, desto erfolgversprechender wird dieses Erlebnis auch für Sie werden.

- Welche Bedürfnisse hat der Massagegast gerade?

___

- Welche Sorgen liegen ihm auf dem Herzen?

___

- Aus welchem Grund möchte er sich von den Klängen verwöhnen lassen?

___

- Was wünscht er sich konkret für diese Klangtherapie?

___

- Hat der zu Massierende möglicherweise konkrete Verspannungen oder Blockaden, die er auflösen möchte?

___

- Was sind seine Erwartungen an die Klänge?

- Sollte er derzeit andere Therapien in Anspruch nehmen oder Medikamente einnehmen, welche sind dies?

- Wünscht der Massagegast eine eher entspannende oder vitalisierende Behandlung?

Der Klangmasseur sollte die Wirkungsweisen, aber auch die Grenzen der Klangtherapie verdeutlichen. Außerdem sollte der zu Behandelnde vorweg einen guten Einblick in den Ablauf der folgenden Massage erhalten. Er sollte darauf hingewiesen werden, dass ein Feedback während der Sitzung erwünscht ist, sodass der Masseur in der Lage ist, sofort auf eine mögliche Verspannung oder auf Unbehagen reagieren zu können.

DER ABLAUF DER KLANGMASSAGE

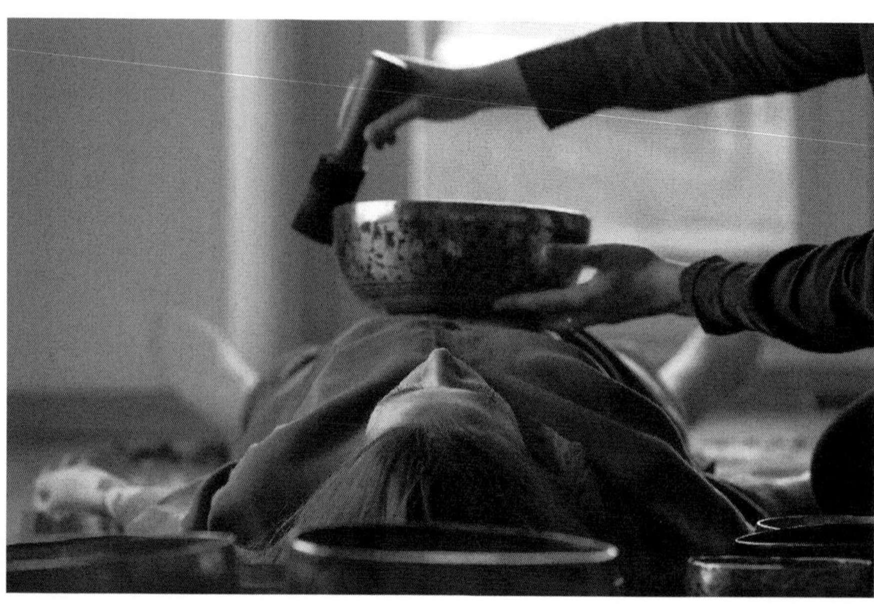

Die folgende Anleitung gibt Ihnen einen Einblick in den Ablauf einer Klangmassage.

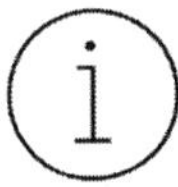

Die Klangtherapie muss nicht zwingend als Ganzkörpermassage durchgeführt werden. Sie können sich genauso gut nur einen bestimmten Bereich vornehmen und diesen mit den heilenden Klängen beschallen. Eine Klangmassage für den gesamten Körper dauert in der Regel eine Stunde, wobei die Vor- und Nachbereitung noch nicht einberechnet ist.

Eine schöne Idee ist es, den Massagegast mitbestimmen zu lassen, welche Klangschalen während der Massage verwendet werden sollen. Der Masseur könnte die zur Auswahl stehenden Exemplare nach und nach anspielen und den zu Behandelnden nach seiner Einschätzung fragen.

- Beseitigen Sie mögliche Störquellen, zum Beispiel durch das Ausschalten des Telefons oder das Schließen von Fenstern.
- Tragen Sie bequeme, lockere Kleidung, die den Körper voll bedeckt. Die Klangschalen sind kalt und können bei direktem Körperkontakt für leichtes Erschrecken und kurze Anspannung sorgen. Legen Sie Gürtel oder andere harte, metallene Gegenstände, darunter störenden Schmuck, ab.
- Positionieren Sie alle benötigten Klangschalen so, dass sie in Reichweite liegen und griffbereit sind, wenn sie gebraucht werden.
- Stellen Sie die Klangschalen auf eine geeignete Unterlage und legen Sie die Schlägel bzw. Reibeklöppel bereit.
- Entscheiden Sie sich für eine Liegeposition: Bauch- oder Rückenlage?

Die **Bauchlage** wirkt sich besonders entspannend auf den Massagegast aus, da er sich geschützt fühlt und größere Klangschalen nicht zu erdrückend wirken. Zudem kann der Masseur mit den Klängen auf die Fußreflexzonen eingehen. Bei Schwangerschaft, beleibtem Bauch, Bauchschmerzen oder anderen Leiden in diesem Bereich ist jedoch die **Rückenlage** zu empfehlen. In dieser Position kann der zu Behandelnde die Aktionen des Masseurs gut verfolgen und er muss sich nicht verspannen, um alles sehen zu können. Zudem ist eine freiere Atmung besser gewährleistet.

Allgemeine Tipps für die Klangmassage in Bauch- sowie Rückenlage:

Sie können mithilfe von Decken, Handtüchern oder Weiterem die Liegeposition in Absprache mit dem Massagegast so unterstützen, dass sie für seine Ansprüche bestmöglich bequem ist. In Bauchlage kann zum Beispiel ein Hilfsmittel unter den Brustkorb gelegt werden, damit der Nacken nicht gestaucht wird und mehr Platz hat. Mit einem Handtuch kann beispielsweise eine Rolle geformt werden, die dann in Rückenlage unter die Knie oder die Fußgelenke gelegt wird. Bevor eine Klangschale auf den Körper des Massagegastes abgelegt wird, sollte diese bereits angespielt worden sein. So wird gewährleistet, dass sich der zu Behandelnde nicht davor erschreckt und so die Entspannung verloren geht. Die Klangschalen werden stets sanft und mit Gefühl angeschlagen. Die Klangmassage wird mit leisen Klängen begonnen sowie beendet, um einen fließenden Übergang zu schaffen. Es wird immer in der Fußregion begonnen, bevor sich der Klangmasseur mit den Klangschalen zum Kopf vorarbeitet. Wenn die Klangschale angespielt wurde, wird diese zum Körper geführt und über diesen gehalten, damit der Massagegast langsam an das Erlebnis herangeführt wird. Außerdem wirken die Schwingungen so zunächst allgemein, bevor diese sich durch das Ablegen der Klangschale auf einen Bereich konzentrieren. Die Frequenzen können sich erst in der Aura des Menschen ausweiten, bevor sie direkt auf den Körper wirken. Der behandelnde Masseur sollte stets auf seine Intuition hören und diese entscheiden lassen, an welcher Körperstelle die Klangschale „abgelegt werden möchte".

Der *Beginn* der Klangmassage

- Der Massagegast wird gebeten, sich entweder in Bauch- oder in Rückenlage auf die gewählte Unterlage zu legen.
- Der Beginn der Massage wird mit einem einmaligen Anschlagen der Klangschale eingeläutet, was von dem zu Behandelnden abgewandt geschieht. So soll der Massagegast in den jetzigen Moment gelangen.
- Die noch schwingende Klangschale, hier eignet sich eine Universalschale, wird langsam und mit Bedacht an den Körper herangeführt.
- Zu Beginn der Klangmassage wird das Instrument nicht näher als 20 Zentimeter an den Körper und nicht näher als 30 Zentimeter an den Kopfbereich herangeführt. Erst, wenn der Massagegast mit dem Erlebnis vertraut gemacht wurde, erfolgt das Ablegen der Klangschale auf seinem Körper.

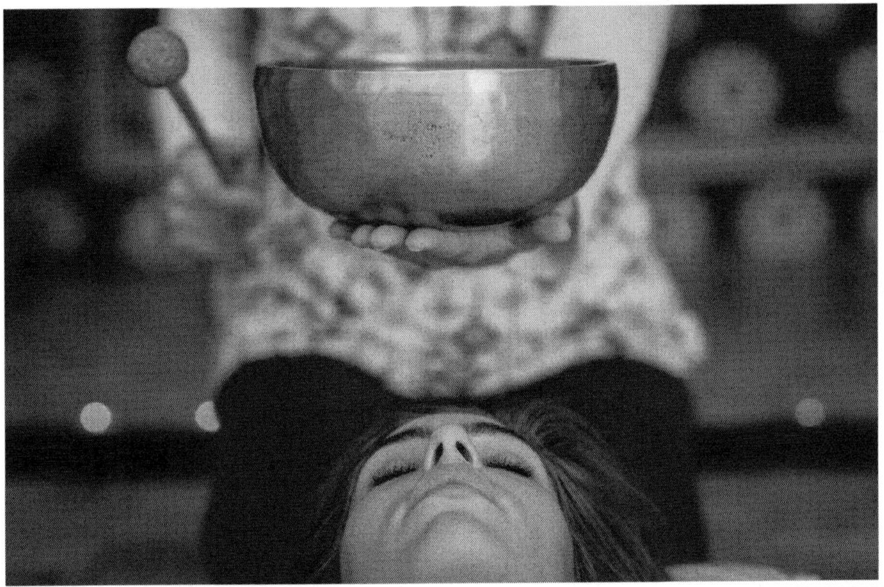

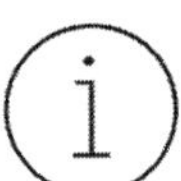

Achtung: Im Kopfbereich ist besondere Vorsicht geboten, weshalb das Ablegen der Schale nur erfolgen sollte, wenn es sich richtig anfühlt und der Massagegast sich nicht verspannt.

Anleitung für eine Klangmassage in Bauchlage

- Nachdem die Klangmassage eingeleitet sowie sichergestellt wurde, dass sich der zu Massierende an die Klänge und Schwingungen gewöhnt hat und entspannt ist, beginnt die eigentliche Klangmassage in Bauchlage.
- Nun können die Schalen auf dem Körper abgelegt werden. Es wird im unteren Körperbereich mit einer tiefer schwingenden Gelenkschale begonnen. Dafür wird ein Instrument an die Füße geführt, welches zunächst über dem Körper in der Aura des Menschen schwingen darf.
- Anschließend wird die Klangschale an die Fußsohlen gehalten sowie mehrmals angeschlagen. Es werden beide Füße gleich bearbeitet und danach wird das Instrument auf den Fersen abgelegt.
- Daraufhin wird die Beckenschale genutzt. Auch diese wird erst über dem Körper zum Schwingen gebracht und anschließend im Bereich des unteren Rückens aufgestellt. Sie wird mehrfach angeschlagen.
- Nun erfolgt das wechselseitige Singen der Gelenkschale auf den Fersen und der Beckenschale auf dem Rücken.
- Es folgt die Herzschale, mit der wie mit den anderen Instrumenten verfahren wird, mit der Ausnahme, dass sie in Höhe des Herzens auf dem Rücken aufgelegt wird. Möglicherweise fühlt es sich richtig an, dieses Exemplar auch für die Schultergegend zu nutzen.
- Es erfolgt erneut das abwechselnde Anschlagen der Klangschalen, die bereits auf dem Körper positioniert wurden.
- Zu guter Letzt wird eine Kopfschale eingeführt, die entweder hinter dem Kopf oder über dem Nacken des zu Massierenden gehalten wird.

Anleitung für eine Klangmassage in Rückenlage

- Nachdem die Klangmassage eingeleitet wurde und sichergestellt wurde, dass sich der zu Massierende an die Klänge und Schwingungen gewöhnt hat sowie entspannt ist, beginnt die eigentliche Klangmassage in Rückenlage.
- Nun können die Schalen auf dem Körper abgelegt werden. Auch bei dieser Liegeposition wird von den Füßen hinauf zum Kopf gearbeitet. Die Gelenkschale wird über den Fußrücken in dem Energiefeld der Aura gespielt und anschließend auf dem Fußrücken abgelegt, wo sie mehrfach angeschlagen wird. Zunächst wird eine Seite bearbeitet, dann die andere.

Durch das wechselnde Anspielen der Klangschalen wird eine Verbindung zwischen der Hand, dem Herzen und dem Bauch hergestellt, womit diese in Einklang gebracht wer-

- Der Klangmasseur integriert die zweite Klangschale, und zwar die Beckenschale, mit der auf die gleiche Weise verfahren wird. Diese wird auf dem Bauch abgelegt und gespielt, erst leicht unterhalb des Bauchnabels, anschließend oberhalb von diesem.
- Es werden die Gelenk- und die Beckenschale abwechselnd angespielt.
- Die Herzschale darf über dem Körper erschwingen und wird dann im Herzbereich abgestellt. Auch hier können die Schultern mit diesem Exemplar behandelt werden.
- Es erfolgt das abwechselnde Klingen der Gelenk-, Becken- und Herzschale.
- Nun wird eine Gelenkschale in die eine Hand des zu Behandelnden gelegt und zum Schwingen gebracht.
- Alle auf dem Körper abgestellten Klangschalen werden abwechselnd gespielt.
- Das gleiche Prozedere erfolgt mit der Gelenkschale in der anderen Hand. Anschließend wird das Instrument zur Seite gestellt.
- Danach wird die Kopfschale verwendet, die, wie beschrieben, im Energiefeld der Aura schwingen darf, bevor sie auf der Stirn abgelegt wird.

Das *Ende* der Klangmassage

- Zum Ende hin erfolgt das Anschlagen der Klangschalen auf immer sanftere und leisere Weise.
- Erst, wenn daraufhin eine Klangschale vollständig ausgeklungen ist, wird diese vom Körper genommen und nochmals leicht innerhalb der Aura zum Schwingen gebracht, um anschließend an der Seite abgestellt zu werden. Dort können diese nach persönlicher Präferenz erneut ein letztes Mal angeklungen werden. So wird mit allen sich auf dem Körper befindlichen Instrumenten verfahren.
- Der Massagegast erhält nun mindestens zwei Minuten, besser bis zu fünf Minuten, Zeit, um in Stille und Tiefenentspannung nachzuspüren.
- Ist dieser Zeitrahmen vergangen, folgt das Erwecken der behandelten Person mit sanfter, deutlich werdender und angehobener Stimme.
- Die behandelte Person sollte ihren gesamten Körper genüsslich und ausgiebig strecken sowie dehnen.

Das korrekte Erwecken des Massagegastes ist ein sehr kritischer und wichtiger Moment. Einerseits sollte dies sanft und gefühlvoll durchgeführt werden, damit das Wohlempfinden auch beibehalten wird, andererseits muss unbedingt sichergestellt werden, dass der behandelte Mensch auch wirklich wach ist. Dies ist wichtig, damit er zum Beispiel nach der Klangtherapie wieder sicher am Straßenverkehr teilnehmen kann.

DIE NACHBEREITUNG

Die Nachbereitung ist ebenso ein Teil der Klangmassage und beinhaltet beispielsweise, wieder Ordnung in den Räumlichkeiten zu schaffen, sowie gegebenenfalls die Reinigung der verwendeten Dinge. Doch noch bevor dies geschehen kann, erfolgt ein Nachgespräch direkt im Anschluss an die Klangtherapie.

Ob Sie ein Nachgespräch mit dem Klangmasseur durchführen oder die gemachten Erfahrungen gedanklich beziehungsweise schriftlich Revue passieren lassen – die Hauptsache ist, dass Sie sich die Zeit für die Nachbereitung nehmen. Spüren Sie in sich hinein, was sich verändert hat, und reflektieren Sie bewusst das Erlebte. Im Notizfeld weiter unten finden Sie Platz, um Ihre Erfahrungen schriftlich festzuhalten.

Das Gespräch nach der Klangmassage

Meistens wünscht der Massagegast, seine Empfindungen, die er während der Klangmassage verspürt hat, mit jemandem zu teilen. Dieser Raum sollte ihm gegeben werden, denn so kann er seine Gedanken noch einmal sortieren und in Worte fassen. Auch für den Klangmasseur ist dies ein gutes Feedback, das es ihm ermöglicht, seine eigene Vorgehensweise zu optimieren. Während des Nachgespräches sollte der Klangmasseur sicherstellen, dass der Gegenüber auch wirklich wieder vollständig wach und aufnahmefähig ist. Wenn er Aufmerksamkeitsschwächen oder andere Ermüdungserscheinungen zeigt, die darauf hindeuten, dass er sich in keinem geeigneten Zustand befindet, um unbeschadet nach Hause zu kommen, sollte dies unter allen Umständen angesprochen und geklärt werden.

Des Weiteren könnten folgende Fragen angesprochen und ggf. für sich selbst wiederum schriftlich festgehalten werden:

- Wie fühlt sich der Massagegast jetzt nach der Klangtherapie?
- Welche Momente sind ihm besonders aufgefallen?
- In welchen Körperregionen empfand er die Klangmassage als angenehm und war es ihm möglicherweise irgendwo unangenehm?
- Kann der Masseur noch etwas für den behandelten Menschen tun?

Energiearbeit mit Klangschalen

Energie bedeutet aus dem Griechischen ‚energia' übersetzt so viel wie „wirkende Kraft" und wird häufig auch gleichgesetzt mit Lebensenergie, kondensiertem Licht, Schwingung oder Frequenz.

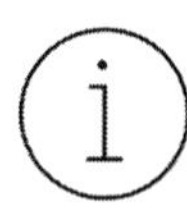

Die Bedeutung der **Energiearbeit** lässt sich bereits durch das Wort an sich erklären: Es ist die Arbeit mit Energie. Diese Bezeichnung vereint diverse Techniken und Methoden, bei welchen der Transport, die Transformation oder die Umwandlung von Energie bewusst herbeigeführt werden, primär aus dem Grund, vermehrtes Wohlempfinden im Körper auszulösen.

Wann immer eine Heilung auf körperlicher, emotionaler oder seelischer Ebene angestrebt werden soll, kann Energiearbeit angewendet werden. Durch verschiedene Techniken werden nicht nur vorhandene Blockaden gelöst und die eigenen Abwehrkräfte gestärkt, sondern auch das gesamte Energiesystem wird gereinigt und entgiftet. Die eigene Schwingung wird angehoben, neue Kräfte werden freigesetzt und Zellen, Gewebe sowie Organe werden von feinsten Vibrationen durchflutet. Diese Methoden wirken auch auf den Geist, indem sie das Vertrauen in sich selbst stabilisieren sowie die innere Sicherheit festigen. So entstehen ein allgemeines Wohlbefinden, innerer Frieden und Harmonie in sämtlichen Bereichen des Lebens, was eine Weiterentwicklung der eigenen individuellen Persönlichkeit ermöglicht. Es erfolgt eine Transformation von Angst zur Liebe. Durch die Arbeit mit Energie lernen wir, mit ihr umzugehen und zu haushalten. Außerdem können wir unser innewohnendes Potenzial ausbauen, sodass wir unsere individuellen Möglichkeiten und Fähigkeiten zum eigenen Wohl und dem anderer voll ausschöpfen können. Diese Arbeit wirkt sich positiv auf unsere Träume und Projekte aus, die wir so mit einem anderen Bewusstsein verwirklichen können. Die verschiedenen Techniken der Energiearbeit sind vielfältig, sodass für jeden etwas dabei ist:

- Energetisches Abtasten
- Chakraarbeit
- Auraarbeit
- Atemtechniken
- Arbeit mit ätherischen Ölen
- Edelsteine und Heilsteine
- Essenzen
- Affirmationen
- Arbeit mit Glaubenssätzen
- Handauflegen
- Karmaarbeit
- Raumreinigung
- Arbeit mit Farben
- Pranaheilung
- Engelarbeit
- Kinesiologie
- Mantras und Mudras
- Meditation
- Arbeit mit den Energiekanälen
- Reiki
- Schamanische Praktiken
- Arbeit mit Symbolen
- Quantenfeldarbeit
- Visualisierung
- Yoga
- Und vieles mehr

Die Klangschalen sind eine weitere Methode der Energiearbeit, denn mit den entstehenden Schwingungen und Frequenzen wird Heilung auf der energetischen Ebene erreicht. Die Arbeit mit Klangschalen umfasst unter anderem folgende Bereiche:

- Raumreinigung
- Aurareinigung durch Klänge
- Reinigung und Aufladung von Wasser
- Reinigung und Aufladung von Heilsteinen und Edelsteinen
- Bewusstseins- und Persönlichkeitsarbeit
- Lösen von körperlichen Verspannungen und Beschwerden
- Und vieles mehr

KÖRPER UND GEIST VERBINDEN

Die Energiearbeit basiert auf der Annahme, dass alles aus Energie besteht, egal, ob es sich dabei um Gedanken, Gefühle oder einen Stuhl, einen Bleistift, Geld oder den menschlichen Körper handelt. Genauer betrachtet wird hier von kondensiertem Licht gesprochen, das je nachdem, um was es sich handelt, verschiedene Dichten annimmt. Dadurch sind wir in der Lage, gewisse Objekte zu sehen und anzufassen, während wir andere Dinge nicht mit den Sinnen wahrnehmen können.

In der modernen Gesellschaft liegt der Fokus vor allem auf dem Materiellen, also auf allem, was sichtbar und anfassbar ist. Doch dabei werden die Energien vernachlässigt, die alles umgeben, sodass eine allgemeine Disharmonie im Alltag des Normalbürgers vorherrscht. Während die Aufmerksamkeit hauptsächlich auf dem Körper liegt und seine Einzelteile und Funktionen stets beobachtet werden, wird dem Geist meist nur wenig Beachtung geschenkt. Die Energiearbeit verfolgt das grundlegende Prinzip des Ausgleichs zwischen diesen beiden Ebenen – der physischen und psychischen. Wird ein Faktor unseres Daseins ignoriert, verleugnen wir damit automatisch einen bedeutsamen

Aspekt der menschlichen Existenz. Die Verbindung zwischen Körper und Geist wird mithilfe der Energiearbeit wieder hergestellt.

Unsere Emotionen sind nur eine weitere Ausprägung von Energie, sodass das, was wir empfinden, einen großen Einfluss auf unseren Körper, unser Wohlergehen und letztendlich auf unser gesamtes Leben hat. Je mehr sich den negativen Gefühlen wie Neid, Angst und Missgunst hingegeben wird, desto stärker wird diese Energie auch kultiviert und vermehrt. Auch wenn sich zum Beispiel Wut gegen einen anderen Menschen richtet, so sind letztendlich wir selbst diejenigen, die darunter zu leiden haben. Wir sind es, die diese niedrige Schwingung in Form zorniger Ausbrüche und wütender Gedanken durchleben, demnach schaden negative Gefühle in erster Linie uns selbst.

Das gleiche Prinzip gilt auch andersherum: Je mehr Liebe Sie in der Lage sind, zu empfinden und zu geben, desto mehr werden Sie von dieser Herzlichkeit erhalten. Gedanken sind nur eine weitere Form der Energie, die auf das Energiefeld des Menschen einwirkt.

Die Energiearbeit kultiviert eben jene Energien mit einer positiven Schwingung, die in uns Wohlbefinden und Lebensfreude auslösen. Die Lebensenergie wird aktiviert und zum Fließen angeregt, gleichzeitig finden wir in die Entspannung und in unsere innere Mitte.

Um diesen Zustand zu erreichen, ist eine möglichst reine Energie vonnöten, mit der gearbeitet wird. Die wohl ursprünglichste Form ist die „Liebe", man könnte sie aber auch „Wahrheit", „das höhere Selbst" oder „Gott" nennen. Mit dieser Intention der Positivität, die bewusst hervorgerufen wird, gelingt es, die Heilung anzuregen und Lebensfreude zu erzeugen.

Die harmonischen Klänge, die bei einer Klangmassage bewusst durch das Spielen von diversen Klangschalen erzeugt werden, führen durch die angenehm beruhigenden Emotionen zu einem tieferen Atmen, dem Senken des Blutdrucks und einer Verbesserung der Versorgung des Gehirns mit Blut und Sauerstoff. Der Mensch gelangt in einen Zustand des Loslassens, körperlich wie geistig. Damit sind also nicht nur die physischen Verspannungen gemeint, die wir lösen, indem sich die Muskeln entspannen, sondern auch belastende Konstrukte unserer Gedanken und hemmende Glaubenssätze, von welchen wir plötzlich ablassen können.

Der Alphazustand ist ein Bewusstseinszustand, der mit der Frequenz zusammenhängt, in der das Hirn schwingt. Dieser existiert neben vier weiteren Frequenzbereichen: Gamma, Beta, Theta und Delta.

Die Hirnfrequenz steigt durch die Schwingungen und Vibrationen, die durch die Klänge der Schalen verursacht werden, an, sodass der Massagegast in den **Alphazustand** gelangt. Dieser ist durch körperliche Entspannung und innere Ruhe bei gleichzeitiger mentaler Klarheit und wachem Geist gekennzeichnet. Dieser Bewusstseinszustand eröffnet uns den Weg zur Erfüllung unseres Potenzials, denn unsere Leistungsfähigkeit steigert sich, die beiden Gehirnhälften verbinden sich. Die Logik und Rationalität der linken Seite gelangen in Harmonie mit der Intuition und Assoziation der rechten Seite. Informationen können so deutlich besser vom Gehirn aufgenommen, verarbeitet und verstanden werden, außerdem steigert sich die Wahrnehmung sowie das mentale Leistungsvermögen. Das Besondere an diesem Bewusstseinszustand ist, dass vor allem der Geist mehr erreichen kann, jedoch ohne größeren Aufwand und ohne dabei zu verschleißen. Die Qualität und die Quantität des Prozesses während der geistigen Arbeit werden optimiert. Mit einer ruhigen, jedoch wachen Präsenz, die wir im Alphazustand ausstrahlen, werden Denken, Entscheiden und Planen auf ganzheitlicher Ebene ermöglicht – das heißt unter Berücksichtigung logischer Fakten sowie intuitiver Eingebungen.

Gehirnwellen	**Hirnfrequenz in Hertz (Hz)**	**Bewusstseinszustand**	**Auswirkung**
	Unter 0,1 Hz	Klinischer Tod	Keine messbare Aktivität des Gehirns
Delta	0,1-4 Hz	Tiefschlaf, Koma, Trance	Tiefe Entspannung des Gehirns, Regeneration und Verjüngung, Stärkung des Immunsystems, Aktivierung der Selbstheilungskräfte, Erholung für Körper und Geist, Stressabbau, Linderung von Beschwerden wie Depressionen, Diabetes oder Demenz

Theta	Theta niedrig 4-6,5 Hz	Einschlafphase, Wachträume, Hypnose, tiefe Meditation	Ruhe, Entspannung
	Theta hoch 6,5-8 Hz	Wachträume, tiefe Ent- spannung, Hypnose, tiefe Meditation	Kreativität, Konzentration, hohe Aufnahmefähigkeit, Abbau von Stress und Ängsten, Förderung der Intuition, Verbesserung der Lern- und Er- innerungsfähigkeit, Stärkung des Lang- und Kurz- zeitgedächtnisses, Zustand der Glückseligkeit
Alpha	8-13,9 Hz	Entspannung, Meditation	Steigerung der Konzentration, Aufmerksamkeit, Entspannung von Körper und Geist, Reduzierung von psychischem Druck, erhöhte körperliche und geis- tige Leistungsfähigkeit, Verlangsamung des Herz- schlags, Reduzierung der Schweißpro- duktion, Aktivierung des Verdauungssys- tems, Senkung des Blutdrucks, Verbesserung der Sauerstoff- und Blutzufuhr zum Gehirn, Reduzierung depressiver Ver- stimmungen, Stressabbau, Erhöhung der emotionalen Sta- bilität,
Beta	Beta niedrig 14-15 Hz	Mensch in nor- malem Zustand	Entspannte Aufmerksamkeit, gute Aufnahmefähigkeit
	Beta mittel 15-21 Hz	Hellwacher Zustand	Normale bis erhöhte Aufmerk- samkeit, Konzentration, gute Leistungsfähigkeit

	Beta hoch 21-30 Hz	Angst, Stress, Hektik	Sprunghafte und chaotische Gedanken, körperliche und geistige Anspannung, andauernde Alarmbereitschaft
Gamma	Über 30 Hz	Hochleistungszustand, Flow-Zustand	Starke Konzentration, effiziente, schnelle Gedanken, Fokussierung, Anregung der Kreativität, hohe Produktivität, hoher Informationsfluss, große Informationsverarbeitung, körperliche und geistige Spitzenleistungen

DIE GRUNDPRINZIPIEN DER BEHANDLUNG MIT KLANGSCHALEN

Die Energetik der Behandlung mit Klangschalen besagt, dass harmonische Schwingungen in der Lage sind, zu heilen, während Missklänge das Gegenteil bewirken, also krank machen.

> Das oberste Gebot bei der Behandlung mit Klangschalen liegt in dem Harmonisieren und der Gesunderhaltung des Menschen. Das Grundprinzip dieser Arbeit ist es, dass beim Spielen der Klänge auf die Bekämpfung und Unterdrückung von Symptomen verzichtet wird, stattdessen wird sich den Ursachen der körperlichen und geistigen Beschwerden gewidmet: der Disharmonie in den Zellen des Körpers. Dabei ist, wie auch bei anderen Heilmethoden, nicht das Instrument oder der Klangmasseur das- bzw. derjenige, das bzw. der eine Krankheit auflöst. Es ist stets der Körper, der sich selbst heilt – das kann niemals durch einen äußeren Einflussfaktor geschehen.

Der Mensch selbst ist eine Art Musikinstrument, denn auch er erzeugt Vibrationen und Schwingungen im Körper, die Klänge verursachen. Je nachdem, mit welcher Frequenz wir unsere Stimme unbewusst durch unsere Gedanken und

Worte versehen, unterstützen oder behindern diese unser Wohlergehen. Wenn der Geist voller Zweifel, Ängste und Sorgen ist sowie ständig nur problemorientiert denkt und an den negativen Erfahrungen ausgerichtet ist, ähneln wir einem Instrument, das verstimmt ist und disharmonische Klänge von sich gibt. Diese können anhand des Gefühls identifiziert werden, das wir bekommen, sobald wir einen negativen Gedanken wahrnehmen.

Dieser Ansatz gilt ebenso andersherum: Kennen Sie das schöne Gefühl, wenn Sie ein Kompliment erhalten oder jemand Ihnen sagt, dass er Sie liebt? Ist Ihnen schon einmal aufgefallen, wie angenehm und positiv ein Mensch klingt, wenn er etwas Schönes sagt? Genau so klingt ein Musikinstrument, das harmonische Töne erzeugt, die wiederum einer hohen Schwingung gleichen. Diese Klänge, ob sie nun durch die liebevollen Worte und Gedanken eines Menschen oder durch eine Klangschale hervorgerufen werden, sind in der Lage, zu heilen.

Das Stichwort bei der Behandlung mit Klangschalen ist also das folgende: **Ganzheitlichkeit**. Die Seele und der Geist mit deren Gedanken und Empfindungen werden ebenso geachtet wie der Körper mit dessen Wehwehchen und Schmerzen. Wir können schließlich nicht leugnen, dass wir Individuen aus mehr als unserer physischen Hülle bestehen.

Des Weiteren vertritt die Klangschalenmassage die Prinzipien der **Achtsamkeit**, **Wertschätzung** und des **Miteinanders**. Jedes Gefühl hat eine Daseinsberechtigung, denn unsere Wahrnehmungen kommen nicht einfach aus dem Nichts, ihnen liegt immer eine Ursache zugrunde. Achtsam werden ebendiese Empfindungen erspürt und angenommen. Ihre Existenz wird anerkannt und wertgeschätzt, denn hinter ihnen verbirgt sich immer auch eine Botschaft. Im Rahmen eines verständnisvollen Miteinanders arbeiten entweder der Klangmasseur und der Massagegast an der Veränderung der Energie durch Klänge oder der Massagegast begibt sich in einen inneren Dialog mit sich selbst.

DIE KLANGMASSAGE: EINE FUSION AUS GEFÜHL UND KLANG

Sämtliche Gefühle, die wir tagtäglich empfinden, sind nur eine Form von Energie, die sich auf verschiedene Arten zeigt. Demnach sind auch Emotionen wie Freude, Glück und Frieden pure Energie, die früher oder später in der Materie manifestiert wird. Ein Beispiel für diesen Ansatz finden wir in den Krankheiten, darunter Depressionen, Burn-out oder körperliche Anspannungen, die sich später in Form von Bluthochdruck oder Herz-Kreislauf-Beschwerden verschlimmern können. Diese Leiden finden meist ihre Ursache in tiefer Unzufriedenheit, mangelnder Lebensfreude, Trauer, Hass, Neid oder Angst – also auf der energetischen Ebene. Es sind die niedrigen Schwingungen, die durch Gefühle dieser Art hervorgerufen werden und sich in Form von Beschwerden manifestieren. Die Energien der Emotionen wirken sich somit auf unsere geistige wie körperliche Gesundheit aus.

Die Klangmassage verfolgt exakt diesen Ansatz, denn sie erzeugt mithilfe der Klänge durch bewusst gewählte Frequenzen eine positive Schwingung im Körper und Energiefeld des Menschen. Es erfolgt eine Fusion der Klänge mit den Gefühlen: Dadurch werden Emotionen hervorgerufen, die gleichzeitig alte Blockaden lösen, die eigenen Selbstheilungskräfte aktivieren sowie Harmonie und Balance im gesamten Organismus herstellen – und das auf sämtlichen Ebenen des spirituellen Wesens, das wir Menschen sind.

Die Einheit zwischen Körper, Geist und Seele ist das übergeordnete Ziel der Klangmassage. In der heutigen Welt sind wir meist zu sehr im Materiellen behaftet und konzentrieren uns viel eher auf unsere Arbeit, unser Einkommen, die Nachrichten im Radio und Fernsehen sowie die neusten Modetrends. Der Blick wird immer nach außen in die Welt gerichtet, doch dabei verlieren wir den Zugang zu unserem Inneren: Wie geht es mir wirklich? Bin ich tatsächlich glücklich? Ist mein Leben wirklich das, was ich mir vorgestellt und gewünscht habe? Was will mir mein Gefühl mitteilen?

Stellen Sie den Bund wieder her, der Ihren Körper mit Ihrem Geist und Ihrer Seele im wahrsten Sinne des Wortes in „Ein-Klang" bringt. Die harmonischen Klänge, die durch die Klangschalen erzeugt werden, agieren dabei als Brücke – das benötigte Verbindungsstück, das den Zugang zum eigenen Selbst wieder herstellt.

ENERGIEARBEIT MIT DER KLANGSCHALE IN DER PRAXIS

Die Raumreinigung

Bei der Säuberung von Räumlichkeiten werden diese durch energetische Methoden von schweren, belastenden Energien befreit, sodass sich wieder eine angenehme und positive Schwingung ausbreiten kann. Alle Orte, ob diese sich in der freien Natur befinden, Grundstücke, Häuser, Wohnungen oder Büros sind, weisen stets Energien auf. Jedes Wesen, was sich dort einmal aufgehalten hat, hinterlässt automatisch seine eigene energetische Signatur, die sich je nach dessen Gedanken, Gefühlen und der allgemeinen Schwingung äußert. Diese Spuren beeinflussen unweigerlich alle anderen, die sich an diesem Ort aufhalten. Die Empfindungen, die Sie verspüren, sind ebenso Schwingungen, die sich auf andere Frequenzen einschwingen können. Deshalb werden sie zu einem gewissen Teil, mal mehr und mal weniger, durch die an dem Ort vorherrschenden Energien bestimmt. Einige Schwingungen sind dabei angenehm und beruhigend, doch ist die Energiesignatur durch belastende Gefühle wie Wut, Zorn, Eifersucht oder Hass geprägt, sinkt auch unser energetisches Niveau beim Betreten des jeweiligen Ortes. Diese Negativität wird meist durch tiefgreifende Lebensumstände aus-

> Es ist ebenso möglich, dass Sie ein unbekanntes Zuhause betreten und sich sofort wohl fühlen. Sie können sich entspannen, Vertrauen fassen und gelangen in einen angenehm ruhigen Gemütszustand, während Sie in positiver Stimmung mit Ihren Mitmenschen interagieren. In diesem Fall sind die Räumlichkeiten bereits sauber und frei von Negativität, außerdem fühlen wir uns besonders an jenen Orten wohl, deren Schwingung der unseres eigenen Zuhauses ähnelt. Hier ist keine Raum-

gelöst, darunter Streit, Trennungen, Verluste, schwere Krankheiten oder Tod. Überträgt sich die vorherrschende Energie auf unseren eigenen Gemütszustand, nehmen wir das unter Umständen womöglich unbewusst in Form von pessimistischen Gedanken, Unruhe, Stimmungsschwankungen bis hin zu Schlafstörungen wahr.

Auch Sie kennen vermutlich dieses Gefühl von sogenannter „dicker Luft“, nachdem Menschen einen Streit oder eine emotionale Auseinandersetzung hatten. Die während der Auseinandersetzung entstandenen Energien sind so stark, dass besonders feinfühlige Menschen diese wahrnehmen können. Die Lösung für eine solche Prägung der Räumlichkeiten, die aufgrund von belastenden Ereignissen und vorherigen Bewohnern aufgetreten ist, liegt in der energetischen Raumreinigung: Hierdurch werden positive Schwingungen erzeugt, in diesem Fall durch das Singen der Klangschalen, die die vorherrschenden Energien transformieren. Alte Verhaftungen werden gelöst und neutralisiert, sodass Raum geschaffen wird für die Schwingungen, die in uns Wohlempfinden und Harmonie auslösen.

Wann ist eine Raumreinigung notwendig?

Die Reinigung eines Raumes ist immer dann zu empfehlen, wenn mindestens eine der folgenden Aussagen auf Sie zutrifft:

- Sie beziehen ein neues Zuhause oder übernehmen die Räumlichkeiten von Vorbesitzern.
- Jemand ist an diesem Ort gestorben oder die hier Lebenden trauern um einen Verstorbenen.
- Sie oder Ihre Mitbewohner sind oder waren für eine längere Zeit erkrankt.
- Sie oder Ihr Mitbewohner haben bzw. hat sich getrennt, sich geschieden oder leiden bzw. leidet an allgemeinen Beziehungsproblemen.
- Sie oder Ihre Mitbewohner nehmen besonders häufig intensive Emotionen wie Ärger, Zorn, Aggressionen oder Wut wahr, wenn Sie bzw. sie sich in dem betroffenen Raum befinden.
- Sie erleben immer wieder Streitereien in den Räumlichkeiten.
- Sie fühlen sich auf einmal nicht mehr so wohl in Ihrem Zuhause.

- Sie oder Ihre Mitbewohner leiden an depressiven Verstimmungen oder Ängsten.
- Sie oder Ihre Mitbewohner fühlen sich trotz genügend Ruhe und Schlaf stets müde und verspannt.
- Sie haben ein traumatisches Ereignis wie Gewalt oder Missbrauch erlebt.

Auch in diesen Situationen ist eine Raumreinigung empfehlenswert:

- Sie haben das unangenehme Gefühl, dass Sie nicht allein sind, dass Ihnen „etwas im Nacken" sitzt oder Sie sich beobachtet fühlen.
- Sie, Ihre Mitbewohner oder Haustiere zeigen plötzlich ein ungewöhnliches und merkwürdiges Verhalten.
- Es passieren ständig Dinge, die Sie sich nicht erklären können.

All diese Aussagen deuten auf eine Anreicherung von belastenden, negativen Energien an diesem Ort hin. Diese fremdartigen Schwingungen beeinflussen Ihre eigenen Emotionen und Gedanken, weshalb die folgende Anleitung für eine energetische Raumreinigung für eine Klärung und Säuberung des vorherrschenden Energiefeldes sorgen.

Die Reinigung von Räumlichkeiten mit der Klangschale – eine Anleitung –

1. Wählen Sie eine Klangschale, deren Klang für Sie und im besten Fall auch für die Mitbewohner angenehm klingt.
2. Entscheiden Sie sich für einen Schlägel, der dem Instrument beim Anschlagen ein harmonisches Singen entlockt.
3. Stellen Sie die Klangschale sicher und stabil auf einer Handfläche ab und halten Sie in der anderen Hand den Schlägel.
4. Betreten Sie nun den Raum, den Sie von negativen und belastenden Energien befreien möchten.
5. Spielen Sie die Schale nun einmal sanft an. Formulieren Sie eine klare, positiv formulierte Absicht oder eine Affirmation. Hier einige Beispiele:

- *Die Schwingungen dieser Klangschale reinigen den Raum.*
- *Harmonie und Frieden breiten sich mit dem Klang im gesamten Raum aus.*
- *Mögen wir in diesem Raum harmonisch und friedlich leben.*
- *Positivität und Wohlempfinden schaffen ein wunderbares Raumklima.*
- *Die Energien in diesem Raum fördern das liebevolle Miteinander.*

6. Gehen Sie nun im ganzen Raum umher, spielen Sie die Klangschale immer wieder an, wenn sie ausgeschwungen ist, und konzentrieren Sie sich auf die Intention, die Sie mit dieser Raumreinigung beabsichtigen.
7. Führen Sie dieses Ritual so lange fort, bis Sie das Gefühl haben, dass es genug ist bzw. bis Sie einen deutlichen Anstieg der Energie im Raum wahrnehmen können.
8. Wenn Sie noch weitere Räume reinigen möchten, suchen Sie diese anschließend auf und wiederholen Sie das oben beschriebene Prozedere.
9. Danken Sie am Ende sich selbst und der Klangschale für die Reinigung der Räumlichkeiten und der Anreicherung dieser mit positiver Energie.

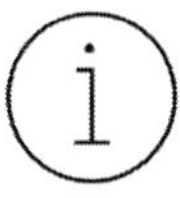

Eine **Affirmation** ist ein positiver Spruch, Gedanke oder Glaubenssatz, der mehrfach über längere Zeit wiederholt wird. Der Inhalt dieser Absicht besteht aus den persönlichen Wünschen und soll bewirken, dass diese durch die Wiederholung im Unterbewusstsein gespeichert werden. Die Wirkung von Affirmationen basiert auf dem Ansatz der Selbstbekräftigung, bei der der positive Glaubenssatz verinnerlicht wird und sich das eigene Verhalten daran anpasst. Somit wird aus der Affirmation schließlich die Realität.

Die Arbeit mit der Universalschale

Die Universalschale ist eine Klangschale, die dank ihrer Beschaffenheit für den ganzen Körper verwendet werden kann. Während die Herzschale vor allem ihr Anwendungsgebiet im Herzbereich findet und die Beckenschale besonders für die Region um das Becken geeignet ist, ist die Universalschale ein richtiges Allroundtalent. Dies ist ein Grund, warum sich viele Einsteiger für ein solches Modell entscheiden, denn sie besitzt einen breiten Einsatzbereich.

Bekannt ist die Universalschale auch als Gelenkschale und sie weist eine eher dünnwandige, offene Form auf. Mit etwa 900 Gramm bis 1 Kilogramm bei einem Durchmesser von etwa 21 bis 22 Zentimetern gehört sie mit ihrem Gewicht in den mittleren Bereich der Angebote. Was sie auszeichnet, ist ihre intensive Schwingung sowie ihr breites Klangspektrum, das es ihr ermöglicht, Einfluss auf sämtliche Bereiche des menschlichen Körpers zu nehmen. Dieser enorm breite Frequenzbereich zwischen 100 Hz und 2.800 Hz rechtfertigt den Namen des Instruments und macht sie universell einsetzbar. Ausdrücklich geeignet ist sie für die Hand- sowie Fußreflexzonen und alle Gelenke, die häufig die schwersten Verspannungen aufweisen, weshalb sie häufig mit der zusätzlichen Bezeichnung „Gelenkschale" betitelt wird.

Die Universalschale ist in der Lage, besonders starke Blockaden zu lösen und hartnäckige Verspannungen zu beheben, da ihr Klangverhalten durch eine umfassende Schwingung gekennzeichnet ist. Die feinen Vibrationen lockern den gesamten Körper, wobei der verwendete Schlägel, deren Härtegrad, die Anschlagstelle sowie die Spielweise entscheiden, wie sich der Hauptklangbereich verändert. Es ist bei dieser Klangschale also besonders empfehlenswert, ein Schlägel-Set zur Verfügung zu haben, welches das komplette

Frequenzspektrum erklingen lassen kann, um somit das volle Potenzial der Universalschale ausschöpfen zu können.

Verspannungen und Blockaden mit der Universalschale lösen

Die Arbeit mit Klangschalen ist recht anfängerfreundlich und leicht zu erlernen, da der Großteil intuitiv erfolgt. Das Gefühl leitet den Anwender an, das heißt, wenn sich etwas gut und richtig anfühlt, wirkt es sich dementsprechend heilend auf Körper und Geist aus. Wenn der Klang oder die Intensität von diesem Unbehagen auslöst, bleibt der gewünschte entspannende Effekt aus. Wenn Sie also an irgendeiner Stelle der Klangmassage ein solches Unwohlsein oder auch nur ein Gefühl der Bedrücktheit empfinden, beenden Sie die Schwingung, die dieses ausgelöst hat, und probieren Sie stattdessen eine andere Kombination aus Anschlagbereich, -intensität und -technik, gegebenenfalls auch einen anderen Schlägel bzw. Reibeklöppel sowie eine andere Klangschale. Verspannungen und Blockaden im Körper können gelöst werden, indem die Schwingungen der Klangschale an der betroffenen Stelle in das Gewebe eindringen. Dazu wird das Instrument an diesen Körperbereich gehalten und anschließend zum Singen gebracht. Wichtig ist dabei die Entspannung des Organismus und das bewusste Loslassen von physischer Anspannung sowie von Gedanken, Sorgen und Ängsten.

1. Bereiten Sie den Ort, an dem Sie die Übung durchführen möchten, vor, indem Sie mögliche Störquellen beseitigen, eine angenehme Atmosphäre schaffen und alle benötigten Gegenstände bereitlegen.
2. Nehmen Sie eine Universalklangschale zur Hand und wählen Sie einen geeigneten Schlägel, der einen für Sie angenehmen Klang erzeugt.
3. Experimentieren Sie ein wenig mit der Anschlagweise, der Intensität und der Anschlagstelle, um ein Gefühl für den passenden Klang zu bekommen.
4. Begeben Sie sich nun in eine angenehme Körperposition, die es Ihnen ermöglicht, den verspannten Bereich zu erreichen.

Beine

Möchten Sie beispielsweise eine Verspannung in den **Beinen** beseitigen, gehen Sie wie folgt vor:

Führen Sie Punkt 1 bis 3 durch.

4. Strecken Sie Ihre Beine vor sich aus. Damit diese Haltung angenehmer ist, können Sie sich gleichzeitig mit dem Rücken gegen eine Wand lehnen.
5. Spielen Sie die Klangschale an und halten Sie diese in Ihrem Aura-Feld über den Beinen. Lassen Sie sie dort ein wenig schwingen.
6. Anschließend können Sie die Universalschale auf den Beinen ablegen, wo auch immer sich die Blockade befindet, und dort erneut anschwingen. Es soll sich gut anfühlen.
7. Schließen Sie die Augen und spüren Sie in sich hinein. Nehmen Sie wahr, wie sich die Schwingungen des Klangs ausbreiten und wie diese sich in Ihrem Körper, konkret an der verspannten Stelle, anfühlen.
8. Visualisieren Sie, wie der Klang in die Blockade eindringt und diese sanft und leicht auflöst. Stellen Sie sich vor, wie die Verkrampfung einfach dahinschmilzt und sich der Bereich vollständig entspannt.
9. Spielen Sie die Universalschale so lange, wie Sie möchten und es sich gut anfühlt.

Becken/Hüfte

Für eine Verspannung im Bereich des **Beckens** oder der **Hüfte** können Sie sich an diesen Schritten orientieren:

Führen Sie Punkt 1 bis 3 durch.

4. Begeben Sie sich zunächst in eine angenehme Sitzposition, beispielsweise auf einem Stuhl oder auf dem Boden im Schneidersitz oder Fersensitz.
5. Spielen Sie die Klangschale an und halten Sie diese in Ihrem Aura-Feld vor dem unteren Oberkörper im Bereich des Beckens. Lassen Sie sie dort ein wenig schwingen.
6. Anschließend können Sie sich in Rückenlage begeben, um die Universalschale auf dem Becken aufzulegen. Schwingen Sie sie dort erneut an. Es soll sich gut anfühlen.
7. Schließen Sie die Augen und spüren Sie in sich hinein. Nehmen Sie wahr, wie sich die Schwingungen des Klangs ausbreiten und wie diese sich in Ihrem Körper, konkret an der verspannten Stelle, anfühlen.
8. Visualisieren Sie, wie der Klang in die Blockade eindringt und diese sanft und leicht auflöst. Stellen Sie sich vor, wie die Verkrampfung einfach dahinschmilzt und sich der Bereich vollständig entspannt.
9. Spielen Sie die Klangschale so lange, wie Sie möchten und es sich gut anfühlt.

Oberkörper/Schultern

Sollten Ihr **Oberkörper** und/oder die **Schultern** verkrampft sein, eignet sich die folgende Anleitung:

Führen Sie Punkt 1 bis 3 durch.

4. Begeben Sie sich zunächst in eine angenehme Sitzposition, beispielsweise auf einem Stuhl oder auf dem Boden im Schneidersitz oder Fersensitz.
5. Spielen Sie die Universalschale an und halten Sie diese in Ihrem Aura-Feld vor dem Oberkörper im Bereich des Herzens oder der Schulter. Lassen Sie sie dort ein wenig schwingen.
6. Anschließend können Sie sich in Rückenlage begeben, um die Klangschale auf dem Oberkörper aufzulegen. Schwingen Sie sie dort erneut an. Es soll sich gut anfühlen.
7. Schließen Sie die Augen und spüren Sie in sich hinein. Nehmen Sie wahr, wie sich die Schwingungen des Klangs ausbreiten und wie diese sich in Ihrem Körper, konkret an der verspannten Stelle, anfühlen.
8. Visualisieren Sie, wie der Klang in die Blockade eindringt und diese sanft und leicht auflöst. Stellen Sie sich vor, wie die Verkrampfung einfach dahinschmilzt und sich der Bereich vollständig entspannt.
9. Spielen Sie die Klangschale so lange, wie Sie möchten und es sich gut anfühlt.

Im Anschluss an die Klangmassage mit der Universalschale können Sie diese von Ihrem Körper nehmen, nachdem sie ausgeschwungen ist, und weitere Minuten in voller Entspannung in Rückenlage nachfühlen.

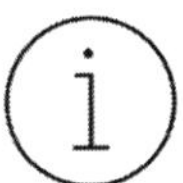

Das Lösen von Verspannungen und Blockaden mit der Universalschale kann problemlos in vielen Körperbereichen selbst durchgeführt werden. Solange Sie diese gut erreichen können, während Sie sich in einer stets angenehmen und bequemen Körperposition befinden, werden Sie eine positive Wirkung erzielen. Dennoch ist es zu empfehlen, diese Klangmassage von einer anderen Person durchführen zu lassen, da hier der Grund für die Therapieanwendung konkret die Entkrampfung versteifter und starrer Körperbereiche sowie die Befreiung von Stagnationen ist, was nur durch das Loslassen, Lockern und durch tiefe Entspannung möglich ist. Wenn Sie sich hinlegen und sich voll und ganz der Klangmassage hingeben können, ohne selbst spielen zu müssen, werden Sie einen solchen Zustand sehr leicht erreichen.

Mit sich selbst in Kontakt kommen

Die Energiearbeit setzt vor allem voraus, mit sich selbst in den Kontakt zu kommen. Sie müssen sich zwangsläufig mit sich und Ihrer inneren Welt befassen, um von dieser Form der Heilmethode profitieren zu können. Sie fordert von Ihnen, dass Sie authentisch und selbstbewusst mit sich umgehen, außerdem, dass Sie Selbstverantwortung übernehmen. Gesellschaftliche Normen, Dogmen, Erwartungen und die Abhängigkeit von den Meinungen anderer verhindern die Entfaltung Ihres höheren Selbst, das mit Ihrem wahren Ich gleichzusetzen ist. Somit können Sie sich nicht voll entfalten und auch Ihre Selbstheilungskräfte nicht in Gang setzen. Sie müssen so mutig sein und in den Spiegel blicken, der Ihr ganzes Sein zeigt, mit all seinen Facetten und Aspekten. Erinnern Sie sich und entdecken Sie Ihre eigene Schönheit, Vollkommenheit und Liebe.

Um Ihnen diesen Prozess des Erkennens des Selbst zu erleichtern, werden Ihnen weiterführende Übungen mitgegeben, die Sie dabei unterstützen, durch Energiearbeit mit sich selbst in den Kontakt zu kommen.

Übung 1: Die Handreflexzonen durch Klänge erkunden

Die Handreflexzonen sind der Zugang zu allen Bereichen des Körpers, weshalb es sehr effektiv ist, die Handflächen durch Klangschalen und ihre Schwingungen zu massieren. Das vereinfacht nicht nur das Einwirken auf verspannte und aus dem Gleichgewicht geratene Körperstellen, da eben alles an einer Stelle, den Händen, reflektiert wird, sondern es ermöglicht auch die spontane Selbsthilfe.

> Die **Handreflexzonen** sind Bereiche an den Händen, die in direkter Verbindung mit den Körperbereichen und den inneren Organen stehen. Diese Zonen, die sich an der Oberfläche der Hände befinden, reflektieren den gesamten restlichen Körper, sodass man sie auch als einen Spiegel bezeichnen könnte. Die Stimulation der Hände durch Massagen, aber auch Klänge sollen demnach jene körperliche und geistige Leiden lindern, die der jeweiligen Zone, die behandelt wird, entsprechen. Auf dem gleichen Prinzip basieren übrigens auch

1. Bereiten Sie den Ort, an dem Sie die Übung durchführen möchten, vor, indem Sie mögliche Störquellen beseitigen, eine angenehme Atmosphäre schaffen und alle benötigten Gegenstände bereitlegen.
2. Nehmen Sie eine bequeme Sitzposition ein, die Sie ohne Anstrengung für die Dauer der Übung beibehalten können. Wichtig ist, dass Sie sich auf den Klang und die entstehenden Empfindungen konzentrieren können und dass Sie nicht durch Unbehagen oder einen schmerzenden Körper abgelenkt werden.
3. Platzieren Sie nun eine gewählte Klangschale auf einer Handfläche. Die Hand soll dabei flach und die Finger sollen ausgestreckt sein, damit die Schwingungen nicht behindert werden. Wenn das Hochhalten der Hand auf Dauer zu anstrengend wird, können Sie die Hand samt Instrument auf einem Kissen ablegen.
4. Schlagen Sie nun die Klangschale mit einem geeigneten Schlägel einmal an und schließen Sie dann die Augen, um besser in sich hineinspüren zu können.
5. Konzentrieren Sie sich auf Ihren Hörsinn, darauf, wie dieser den Klang erfasst, und nehmen Sie wahr, wie das Singen der Schale Sie langsam entspannt und beruhigt.

6. Fokussieren Sie Ihre Aufmerksamkeit auch auf die Hand, auf der die Klangschale abgestellt wurde. Fühlen Sie, wie stark die Hand von den Vibrationen durchzogen wird und wie sich die Schwingungen von dort aus in den ganzen Körper verteilen.
7. Die Schwingungen beginnen in der Handfläche und breiten sich zum Handgelenk aus. Von dort aus wandern sie zum Unterarm, zum Oberarm bis hin zur Schulterpartie. Sie arbeiten sich zum Nacken vor, bevor sie in den restlichen Körper verlaufen. Versuchen Sie einmal, die Stelle zu erspüren, bis zu welcher Sie die Frequenzen wahrnehmen.
8. Nehmen Sie sich Zeit für dieses Erkunden und schlagen Sie die Klangschale immer dann an, wenn die Schwingung abgeebbt ist.
9. Erfassen Sie mögliche Veränderungen, die sich im Laufe der Klangmassage einstellen: Möglicherweise ist der Klang in der Lage, immer tiefer in den Körper vorzudringen. Es könnte jedoch auch sein, dass Sie an irgendeiner Stelle bemerken, dass es nicht weitergeht. Hier liegt in diesem Fall vermutlich eine Blockade vor, die Sie jedoch mit weiterem Anschlagen und Ihrer bewussten Aufmerksamkeit auflösen können. Visualisieren Sie dafür, wie die Schwingungen diese Störung nach und nach durchdringen, bis die Blockade vollständig beseitigt ist und Sie einen freien, angenehmen Fluss des Klangs durch alle Körperareale wahrnehmen.
10. Wenn Sie ein gutes Gefühl haben und die Massage beenden möchten, legen Sie den Schlägel beiseite, entfernen Sie die Klangschale von der Handfläche und spüren Sie nach, ohne zu werten. Nehmen Sie die Unterschiede von vor der Übung wahr und auch jene zwischen der behandelten Hand und der anderen.
11. Führen Sie nun dasselbe Prozedere mit der Klangschale in der anderen Handfläche durch.
12. Nachdem Sie auch die zweite Seite mit dem Klang behandelt haben, reflektieren Sie ein letztes Mal die Übung.

- Auf welcher Seite konnten Sie einen verbesserten Energiefluss erspüren?

____

____

- Wie fühlen Sie sich nun nach der Anwendung im Vergleich zu vorher?

____

____

- Nehmen Sie neue Energie wahr, die Sie nun durchfließt und sich in Wohlbefinden und Vitalität äußert?

____

____

13. Öffnen Sie abschließend wieder Ihre Augen, danken Sie sich für diese heilsame Behandlung und nehmen Sie die gewonnene Entspannung und Energie mit in Ihren Alltag.

Die Handreflexzonen

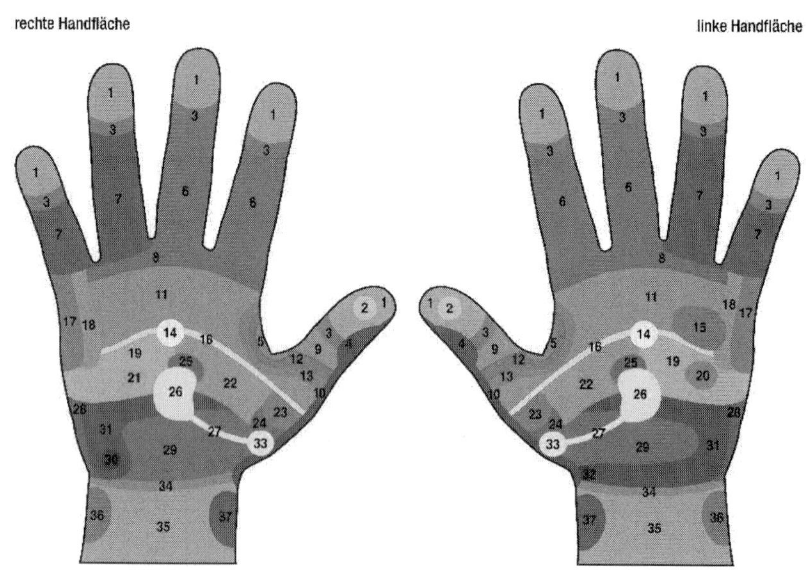

1. Kopf/Gehirn
2. Hypophyse
3. Zähne/Nebenhöhlen
4. Nase
5. Rachen
6. Auge
7. Ohr
8. Trapezmuskel
9. Nacken
10. Wirbelsäule
11. Lunge/Brust
12. Schilddrüse/Luftröhre
13. Speiseröhre
14. Solar Plexus
15. Herz
16. Zwerchfell
17. Arm
18. Schulter
19. Leber
20. Milz
21. Gallenblase
22. Magen
23. Bauchspeicheldrüse
24. Zwölffingerdarm
25. Nebennieren
26. Niere
27. Harnröhre
28. Hüftknochen
29. Dünndarm
30. Blinddarm
31. Dickdarm
32. Rektum
33. Blase
34. Ischiasnerv
35. unterer Rücken/Gesäß
36. Eierstöcke/Hoden
37. Prostata/Uterus/Penis

Übung 2: Entspannung für den Bauch

Der Bauch ist ein sehr empfindlicher Bereich des Körpers, der vor allen in stressigen Momenten in Form von Beschwerden wie Magenschmerzen, Bauchschmerzen oder Verdauungsbeschwerden reagieren kann. Doch mit den Klangschalen können Sie Ihren Stresspegel senken und sich so Abhilfe schaffen.

1. Bereiten Sie den Ort, an dem Sie die Übung durchführen möchten, vor, indem Sie mögliche Störquellen beseitigen, eine angenehme Atmosphäre schaffen und alle benötigten Gegenstände bereitlegen.
2. Nehmen Sie eine bequeme Position im Liegen ein, die Sie ohne Anstrengung für die Dauer der Übung beibehalten können. Wichtig ist, dass Sie sich auf den Klang und die entstehenden Empfindungen konzentrieren können und dass Sie nicht durch Unbehagen oder einen schmerzenden Körper abgelenkt werden.
3. Spielen Sie die Klangschale an und stellen Sie sie anschließend auf Ihren Bauch. Eine geeignete Stelle ist das Solarplexuschakra, das sich etwa eine Handbreite oberhalb des Bauchnabels befindet.

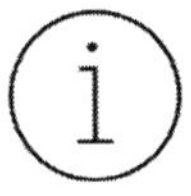

Tipp: Polstern Sie Ihren Kopf und den Spielarm gut ab, damit Sie sich beim Anspielen der Klangschale im Liegen so wenig wie möglich verspannen.

1. Bringen Sie das Instrument zum Erklingen, während Sie die Augen schließen und Ihre volle Konzentration auf das Solarplexuschakra richten, auf dem die Klangschale abgelegt ist.
2. Erspüren Sie die Vibrationen, die diese Stelle angenehm massieren und von dort aus in Ihren Körper fließen. Mit jedem Atemzug gehen Sie tiefer und tiefer in die Entspannung rein. Wiederholen Sie das Anspielen so mehrmals.
3. Lassen Sie die Klangschale ausschwingen und rücken Sie sie anschließend tiefer, bis sie auf der Höhe Ihres Unterleibes liegt. Die Schale sollte den Schambeinknochen berühren.

4. Auch in diesem Bereich spielen Sie das Instrument mehrere Male an und genießen den Effekt, den die Klänge auf Sie haben.

5. Der letzte Schritt dieser Übung ist es, zum Solarplexuschakra zurückzukehren und die Klangschale dort erneut abzulegen sowie anzuspielen. Das geschieht drei- bis fünfmal.

6. Lassen Sie die Schwingungen ausklingen und spüren Sie nach. Möglicherweise möchten Sie dafür das Instrument und den Schlägel beiseitelegen. Nehmen Sie sich Zeit für diesen Punkt, um wirklich von der Wirkung der Klänge profitieren zu können, indem Sie ein wenig länger in der Tiefenentspannung verweilen.

7. Nachdem Sie die Übung ausgeführt haben, reflektieren Sie ein letztes Mal das Erlebte ohne Wertung und Urteil.

- Konnten Sie einen verbesserten Energiefluss erspüren?

____

____

- Wie fühlen Sie sich nun nach der Anwendung im Vergleich zu vorher?

____

____

- Nehmen Sie neue Energie wahr, die Sie nun durchfließt und sich in Wohlbefinden und Vitalität äußert?

____

____

8. Öffnen Sie abschließend wieder Ihre Augen und wecken Sie Ihren Körper sanft auf, indem Sie sich genüsslich strecken und recken. Danken Sie sich für diese heilsame Behandlung und nehmen Sie die gewonnene Entspannung und Energie mit in Ihren Alltag.

Übung 3: Zur Melodie des Klangs singen

Was wäre, wenn wir uns in die Melodie der Klangschale einstimmen würden? Diese Übung ist eine sehr interessante Erfahrung, denn sie fordert uns dazu auf, intuitiv und so, wie es uns gerade in den Sinn kommt, zu singen, während gleichzeitig die Klangschale angeschlagen wird. Somit vereint sich der Klang der Schale mit unserer Stimme zu einem einzigartigen Erlebnis. Es geht nicht darum, perfekt zu singen oder ein Meisterstück zu kreieren. Es geht vielmehr um das Loslassen von gewissen Vorstellungen und Erwartungen, wie diese Übung auszusehen bzw. zu klingen hat. Legen Sie Ihre Hemmungen ab, wenn Sie welche besitzen, und trauen Sie sich, einfach, drauflos zu singen. Ohne einen Plan. Ohne Anleitung. Einfach so, wie es Ihnen Ihre Seele gerade diktiert.

1. Bereiten Sie den Ort, an dem Sie die Übung durchführen möchten, vor, indem Sie mögliche Störquellen beseitigen, eine angenehme Atmosphäre schaffen und alle benötigten Gegenstände bereitlegen. Sie müssen sich trauen können, laut zu singen, damit diese Übung erfolgreich wirken kann.

2. Nehmen Sie eine bequeme Sitzposition ein, die Sie ohne Anstrengung für die Dauer der Übung beibehalten können. Wichtig ist, dass Sie sich auf den Klang und die entstehenden Empfindungen konzentrieren können und dass Sie nicht durch Unbehagen oder einen schmerzenden Körper abgelenkt werden.

3. Spielen Sie Ihre Klangschale an, gerne auch mehrmals, und beginnen Sie damit, einfach nur hinzuhören und den Klängen zu lauschen. Schließen Sie dafür gern die Augen.

4. Wenn Sie den Impuls verspüren, sich mit Ihrer Stimme einzubringen, tun Sie dies. Summen Sie, singen Sie eine willkürliche Melodie oder möglicherweise bevorzugen Sie es, ein Mantra zu rezitieren. Hier einige Beispiele für diese heiligen Silben mit ihren Bedeutungen:

- SAT NAM bedeutet so viel wie „Mein Name ist die Wahrheit“.
- RA MA DA SA steht für die Energie der Sonne (RA), des Mondes (MA), der Erde (DA) und des gesamten Universums (SA).

- SA TA NA MA repräsentiert den Kreislauf der Schöpfung und die einzelnen Silben können mit „Geburt“ bzw. „der Anfang“ (SA), „Leben“ (TA), „Tod“ bzw. „das Ende“ (NA) und „Wiedergeburt“ bzw. „die Auferstehung“ (MA) übersetzt werden.

- OM SHANTI SHANTI SHANTI symbolisiert den Frieden im Inneren. Das erste SHANTI steht für den eigenen Frieden, das zweite gilt dem Frieden der Ihnen nahestehenden Menschen, Ihrer Familie, Ihren Freuden, Ihren Bekannten und Ihren Kollegen, während das letzte SHANTI der gesamten Welt gewidmet wird.

5. Rezitieren Sie das gewählte Mantra immer wieder in Begleitung und im Rhythmus mit dem Klang der Klangschale, die Sie stets am Singen erhalten. Hier eignet sich als Anspieltechnik besonders gut die Reibetechnik mit einem Reibeklöppel, doch auch das wiederholte Anspielen mit einem Schlägel bringt ein magisches Erlebnis hervor.

6. Konzentrieren Sie sich allein auf diese Übung, indem Sie Ihre eigene Stimme mit dem Klang und den Schwingungen des Instruments in Harmonie bringen. Richten Sie Ihren Fokus auf das Mantra und lassen Sie alle anderen Gedanken ziehen.

7. Nehmen Sie wahr, was geschieht und wie Sie sich beim Singen fühlen. Ihre Empfindungen dürfen sich äußern, sie werden nicht zurückgehalten und auch nicht bewertet.

8. Wann immer Sie genug haben, kommen Sie zum Ende der Übung, indem Sie Ihre Stimme und das Klingen der Schale nach und nach, ganz langsam, leiser werden lassen. Finden Sie einen sanften, kaum merklichen Übergang in die Stille, bis Sie zu guter Letzt das Mantra nur noch in Ihren Gedanken rezitieren und auch diese langsam ausklingen lassen.

9. Wenn Sie mögen, verweilen Sie so lange in der entstandenen, friedlichen Stille, wie es Ihnen beliebt.

10. Nachdem Sie die Übung ausgeführt haben, reflektieren Sie ein letztes Mal das Erlebte ohne Bewertung oder Verurteilung.

- Konnten Sie einen verbesserten Energiefluss erspüren?

___

___

- Wie fühlen Sie sich nun nach der Anwendung im Vergleich zu vorher?

___

___

- Nehmen Sie neue Energie wahr, die Sie nun durchfließt und sich in Wohlbefinden und Vitalität äußert?

___

___

11. Öffnen Sie abschließend wieder Ihre Augen, danken Sie sich für diese heilsame Behandlung und nehmen Sie die gewonnene Entspannung und Energie mit in Ihren Alltag.

i

Als **Mantra** werden Silben, Worte oder Verse bezeichnet, die mehrfach gedanklich oder laut ausgesprochen wiederholt werden. Dabei ist es zweitrangig, ob der Anwender die positive Bedeutung des Wortes kennt oder nicht, denn diese klangvollen Energieträger entfalten auch so ihre volle Wirkung. Diese Technik dient der Beruhigung des Geistes, wodurch sich der Anwender entspannter, zufriedener und energetisierter fühlt. Mantras sind im Hinduismus eine sehr alte Tradition, weshalb viele Silben in der heiligen Sprache dieser Religion, Sanskrit genannt, rezitiert werden. Das wohl bekannteste Mantra ist die heilige Silbe *OM* beziehungsweise *AUM*, die den Urklang des Kosmos repräsentiert und so viel bedeutet wie „alles, was war, was ist und was sein wird". Besonders effektiv sind Mantras, wenn diese gechantet werden. Das ist ein meditativer Sprechgesang, der hervorragend in Einklang mit den Schwingungen einer Klangschale gebracht werden kann.

Die Klangreise: Auf dem Weg zu mir selbst

Eine Klangreise ist eine Form der von den Schwingungen der Klangschale begleiteten Meditation, bei der jedoch nicht das Stillwerden der Gedanken im Vordergrund steht. Sie folgen bei dieser meditativen Technik einer Anleitung für eine Reise in Ihre Gedankenwelt. Ihre Fantasie wird angeregt, bestimmte Bilder entstehen zu lassen, die für einen Zustand der Entspannung, Leichtigkeit und Freude sorgen. Dabei wirkt die Klangschale als eine Art Verstärker für die Meditation, denn die Schwingungen unterstützen den meditativen Zustand, indem sie Sie tiefer und tiefer zu sich selbst führen.

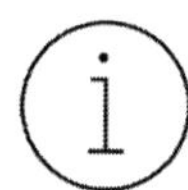

Tipp: Lassen Sie sich die Klangreise von einem Partner vorlesen, während Sie die Meditation durchführen. So können Sie sich voll und ganz darauf einlassen und sich auf Ihre Fantasie konzentrieren, während Sie sich keine Sorgen darüber machen brauchen, einen Punkt zu vergessen oder ständig aus dem meditativen Zustand herausgerissen zu werden, weil Sie die Anleitung noch einmal lesen müssen.

Weisen Sie den Partner vor Beginn der Klangreise darauf hin,

- langsam zu sprechen,
- zwischen den einzelnen Punkten Pausen einzubauen, um Ihnen die Zeit zu geben, in Ihrer Fantasie den Anweisungen zu folgen, sowie
- eine angenehme, leise und sanfte Stimme zu verwenden.

1. Bereiten Sie den Ort, an dem Sie die Übung durchführen möchten, vor, indem Sie mögliche Störquellen beseitigen, eine angenehme Atmosphäre schaffen und alle benötigten Gegenstände bereitlegen.
2. Nehmen Sie eine bequeme Position im Sitzen oder Liegen ein, die Sie ohne Anstrengung für die Dauer der Übung beibehalten können. Wichtig ist, dass Sie sich auf den Klang und die entstehenden Empfindungen konzentrieren können und dass Sie nicht durch Unbehagen oder einen schmerzenden Körper abgelenkt werden.
3. Atmen Sie mit geschlossenen Augen tief ein und tief wieder aus, um im Hier und Jetzt anzukommen. Wiederholen Sie dieses bewusste Atmen dreimal. Lassen Sie alle Alltagssorgen und Ängste los und fokussieren Sie sich auf die

Luft, die in Ihren Körper hinein- und wieder herausströmt. Mit jedem Atemzug lassen Sie mehr und mehr los und finden in die Entspannung.

4. Es dringt nun ein sanfter Klang zu Ihnen durch.

*5. *Schwingen Sie die Klangschale einmal an**

6. Er schwebt wie auf einer weißen Wolke am Himmel, mit einer Leichtigkeit und Unbeschwertheit. Der Klang auf der Wolke zieht wieder davon, genau wie Ihre Gedanken.

*7. *Schwingen Sie die Klangschale einmal an**

8. Es kommen Wolken hinzu und es schweben wieder welche davon: Sie kommen und gehen mit Ihren Gedanken.

*9. *Schwingen Sie die Klangschale einmal an**

10. Begeben Sie sich nun auf eine kleine Fantasiereise, indem Sie selbst mit der nächsten Wolke davonschweben. Sie fühlen sich frei, losgelöst, weich und leicht, während Sie in den Weiten des blauen Himmels schweben.

*11. *Schwingen Sie die Klangschale einmal an**

12. Sie schweben langsam auf den Boden zurück und landen auf einer wunderschönen Wiese mit hohem, leuchtend grünem Gras. Die Sonne erleuchtet die Natur um Sie herum und scheint mit Wärme und Liebe in Ihr Gesicht.

*13. *Schwingen Sie die Klangschale einmal an**

14. Ihre Füße stehen fest auf dem weichen Untergrund. Sie spüren Mutter Erde unter sich und nehmen die Stabilität sowie die Sicherheit wahr, die sie Ihnen spendet.

*15. *Schwingen Sie die Klangschale einmal an**

16. Sie fühlen sich geborgen, friedlich und rundum wohl.

*17. *Schwingen Sie die Klangschale einmal an**

18. Die zarten Blumen zwischen dem Gras und der herrlich frische Duft in Ihrer Nase zaubern Ihnen ein Lächeln ins Gesicht.

19. **Schwingen Sie die Klangschale einmal an**

20. Sie sehen einen alten, erhabenen Baum und setzen sich unter seine schattenspendende Krone. Mit dem Lächeln auf den Lippen und tiefer Zufriedenheit lehnen Sie sich vertrauensvoll an seinen Stamm.

21. **Schwingen Sie die Klangschale einmal an**

22. In der Ferne erkennen Sie ein Kind, das auf der Wiese herumtollt und von ganzem Herzen lacht. Es breitet seine Ärmchen aus und scheint die ganze Welt umarmen zu wollen. Es tanzt, singt und erfreut sich seines Lebens. Das Kind winkt Ihnen voller Freude zu und rennt dem Horizont freudestrahlend entgegen. Sie schauen ihm nach, bis es fort ist.

23. **Schwingen Sie die Klangschale einmal an**

24. Sie schwelgen nun in Ihrer eigenen Glückseligkeit und schenken sich ein inneres Lächeln.

25. **Schwingen Sie die Klangschale einmal an**

26. Es ist Zeit, wieder zurückzukehren. Schweben Sie mit der nächsten Wolke an den Ort zurück, von dem aus Sie Ihre Fantasiereise begonnen haben. Der innere Frieden und das Glück bleiben jedoch tief in Ihnen verwurzelt.

27. **Schwingen Sie die Klangschale einmal an**

28. Wenn Sie mögen, verweilen Sie so lange in der entstandenen, friedlichen Stille, wie es Ihnen beliebt.

29. Öffnen Sie abschließend wieder Ihre Augen und wecken Sie Ihren Körper sanft auf, indem Sie sich genüsslich strecken und recken. Danken Sie sich für diese heilsame Behandlung und nehmen Sie die gewonnene Entspannung und Energie mit in Ihren Alltag.

Klangschalen auf Körperebene

Wohlbefinden und Heilung

Vor Ihnen liegt ein Kapitel zur persönlichen Anwendung der Klangtherapie für konkrete körperliche Beschwerden. Erfahren Sie, wie Sie die Klangschalen nutzen können und einsetzen sollten, um diese Probleme selbst lindern zu können. Hilfreiche Tipps liefern Ihnen praktische Ratschläge für die bestmögliche Umsetzung der Klanganwendungen, durch die Sie Schritt für Schritt geführt werden. Befolgen Sie die Anleitungen und Sie werden eine Erleichterung Ihrer Beschwerden erfahren, doch seien Sie trotzdem dazu ermutigt, auf Ihr eigenes Gefühl zu hören. Wenn Sie möchten, wandeln Sie die Anweisungen so ab, dass sie genau auf Ihre derzeitige Situation zugeschnitten sind und exakt auf Ihre Bedürfnisse eingehen. So entstehen wahres Wohlbefinden und echte Heilung.

SCHULTER- UND NACKENVERSPANNUNGEN LÖSEN

Bei Verspannungen befindet sich der Körper in einem angespannten Zustand, indem er krampfhaft Muskeln zusammenzieht und festhält. Um diese Beschwerden zu lindern, die sich auf Dauer in schmerzhafter Form zeigen und sich zu einem Schneeballeffekt weiterentwickeln können, muss der Stress gelöst werden, der ursprünglich die Verspannungen auslöste. Genau hier setzt die folgende Klangschalenbehandlung an.

Von Verspannung zur Entspannung: Den Schulter- und Nackenbereich lösen

1. Begeben Sie sich an einen ruhigen Ort, an dem Sie für die Dauer dieser Klangeinheit ungestört sein können.

2. Tragen Sie lockere Kleidung, die an keiner Stelle zwickt oder einschnürt. Besonders im Schulter- und Nackenbereich sollte die Bekleidung nur sanft aufliegen, weshalb es ratsam ist, enge Shirts oder BHs abzulegen. Setzen Sie sich in eine bequeme Position, in der Sie leicht entspannen können, und nehmen Sie eine Klangschale zur Hand.

3. **Schwingen Sie die Klangschale einmal an**

4. Schließen Sie die Augen und konzentrieren Sie sich vollständig auf den Klang, den Sie akustisch wahrnehmen, sowie die Schwingungen, die Sie auf der körperlichen Ebene erreichen. Kommen Sie ganz im Hier und Jetzt an.

5. Beginnen Sie damit, die Klangschale auf der Höhe Ihres Herzens mit einem leichten Abstand zum Körper zu halten, damit sich die Schwingungen noch gut im Raum ausbreiten können.

6. **Schwingen Sie die Klangschale einmal an**

7. Führen Sie sie nun noch höher, leicht unterhalb Ihres Kinns.

8. **Schwingen Sie die Klangschale einmal an**

9. Von hier aus schwenken Sie die Schale zu einer Seite, sodass sie sich auf Schulterhöhe befindet. Das Instrument sollte sich in der entgegengesetzten Hand befinden, damit Sie den kompletten Arm entspannen können, dessen Schulter Sie nun behandeln.

*10. *Schwingen Sie die Klangschale einmal an**

11. Führen Sie das schwingende Instrument langsam und mit Bedacht an der einen Schulter hin und her sowie um sie herum – machen Sie die Bewegungen, die sich gut für Sie anfühlen. Lassen Sie die Klangschale immer wieder erklingen, sodass Sie eine Erleichterung verspüren. Bleiben Sie dabei möglichst entspannt und lassen Sie die Frequenzen auf sich wirken. Mit geschlossenen Augen können Sie tiefer in sich hineinhorchen.

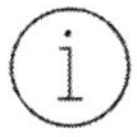

Tipp: Fragen Sie einen Partner, ob dieser die schwingende Klangschale am oberen Rücken entlangführen kann.

12. Führen Sie anschließend die Klangschale zurück zur Mitte und wechseln Sie die Hand, in der sie steht, um dann zur anderen Schulter überzugehen.

13. Auch dort führen Sie die Klangmassage wie oben beschrieben durch.

14. Wenn Sie die zweite Seite beendet haben, kommen Sie mit dem Instrument zurück zu Ihrem Herzen.

*15. *Schwingen Sie die Klangschale einmal an**

16. Nachdem sie ausgeschwungen ist, legen Sie sie zur Seite und spüren in einer bequemen Liegeposition nach. Genießen Sie die Nachwirkungen des Klangs so lange, wie Sie möchten.

17. Richten Sie sich langsam wieder auf, öffnen Sie sanft die Augen und bedanken Sie sich für das Wohlempfinden und die Heilung.

KOPFSCHMERZEN LINDERN

Der Kopf ist ein sehr empfindlicher Bereich, denn hier sitzt unser Gehirn, das die Funktionen des gesamten Körpers steuert. Hier nehmen wir viele Sinneseindrücke wahr und unsere Gedankenwelt sitzt an dieser Stelle, weshalb es belastend ist, wenn Schmerzen in diesem Bereich auftreten. Sie können unser Denken und Handeln und damit unseren gesamten Tagesablauf negativ beeinflussen. Verschaffen Sie sich Linderung durch bewusste, klangbasierte Entspannung.

Kopfschmerzen ade!

1. Begeben Sie sich an einen ruhigen Ort, an dem Sie für die Dauer dieser Klangeinheit ungestört sein können.
2. Tragen Sie lockere Kleidung, die an keiner Stelle zwickt oder einschnürt.
3. Setzen Sie sich in eine bequeme Position, in der Sie leicht entspannen können, und nehmen Sie eine Klangschale zur Hand.
4. **Schwingen Sie die Klangschale einmal an**
5. Schließen Sie die Augen und konzentrieren Sie sich vollständig auf den Klang, den Sie akustisch wahrnehmen, sowie die Schwingungen, die Sie auf der körperlichen Ebene erreichen. Kommen Sie ganz im Hier und Jetzt an.
6. **Schwingen Sie die Klangschale einmal an**
7. Führen Sie die schwingende Schale langsam in die Nähe Ihres Kopfbereiches. Gehen Sie behutsam vor und tasten Sie sich mit Bedacht an die betroffene Stelle des Schmerzes heran.

Tipp: Schwingen Sie die Klangschale nicht direkt an Ihrem Kopf an, sondern halten Sie sie ein wenig auf Abstand, schlagen Sie die Klangschale an und führen Sie diese erst dann wieder zum Kopf zurück. So wird vermieden, dass Sie sich durch ein zu plötzliches oder zu heftiges Anspielen erschrecken oder verspannen. Besonders im Bereich des Kopfes ist hier Vorsicht geboten.

8. Halten Sie die Augen geschlossen und nehmen Sie die Schwingungen wahr, wie diese sich in Ihrem ganzen Energiefeld, doch besonders im Kopf ausbreiten. Entspannen Sie sich und lassen Sie die Klänge sanft den Schmerz davontragen.
9. Nachdem Sie genug haben und die Klangschale vollständig ausgeschwungen ist, legen Sie sie zur Seite und spüren in einer bequemen Körperhaltung nach. Genießen Sie die Nachwirkungen des Klangs so lange, wie Sie möchten.
10. Öffnen Sie sanft die Augen und bedanken Sie sich für das Wohlempfinden und die Heilung.

i **Achtung:** Bei Schmerzen in Form von Kopfschmerzen oder Migräne ist besondere Vorsicht gefragt. Zu laute oder harte Klänge beziehungsweise zu starke Vibrationen können die ohnehin schon empfindliche Sensibilität im Kopfbereich anregen. Hören Sie hierbei also unbedingt auf Ihren Körper und gehen Sie nur so weit, wie es sich auch gut für Sie anfühlt. Beginnen Sie besonders sanft und langsam, bevor Sie sich mit der Intensität des Klangs und dem Abstand des Instrumentes an Ihr Empfinden herantasten.

BLUTHOCHDRUCK SENKEN

Bluthochdruck und eine erhöhte Herzfrequenz sind eine der bekanntesten Begleiterscheinungen von dauerhaftem Stress. Um dem entgegenzuwirken, müssen die Ursachen des Problems behoben werden: die konstante Anspannung und die permanente Belastung. Das erreichen wir durch die Anwendung einer Klangtherapie, wobei der Fokus auf einer ganzheitlichen Entspannung liegt. Wichtig ist, anzumerken, dass diese Anwendungen möglichst oft und vor allem regelmäßig über einen längeren Zeitraum hinweg durchgeführt werden sollten, um einen nachhaltigen Effekt zu erzielen. Stress muss stets ausgeglichen werden.

Den Druck durch tiefe Entspannung senken

1. Begeben Sie sich an einen ruhigen Ort, an dem Sie für die Dauer dieser Klangeinheit ungestört sein können.

2. Tragen Sie lockere Kleidung, die an keiner Stelle zwickt oder einschnürt. Setzen Sie sich in eine bequeme Position, in der Sie leicht entspannen können, und nehmen Sie eine Klangschale zur Hand.

3. **Schwingen Sie die Klangschale einmal an**

4. Schließen Sie die Augen und konzentrieren Sie sich vollständig auf den Klang, den Sie akustisch wahrnehmen, sowie die Schwingungen, die Sie auf der körperlichen Ebene erreichen. Lassen Sie alle alltäglichen Probleme sowie sämtlichen Stress mit dem Klang davonziehen. Kommen Sie ganz im Hier und Jetzt an.

5. **Schwingen Sie die Klangschale einmal an**

6. Mit jedem Anschlagen des Instruments geben Sie sich mehr und mehr dem Klang hin, bis nichts anderes mehr existiert als die Stille Ihrer Gedanken, die die Schwingungen aufnimmt. Mit jedem Atemzug fällt die Belastung einfach von Ihnen ab. Visualisieren Sie, wie Sie leichter und leichter werden. Finden Sie in einen meditativen Zustand, der tiefen Frieden in Ihnen auslöst. Baden Sie in dem Gefühl von Geborgenheit und Sicherheit, das mit den Schwingungen der Klangschale zu Ihnen getragen wird. Der Klang umhüllt Sie mit einer

kraftvollen Schicht aus purer Energie, die Sie schützt und stärkt. Alles, was Ihnen nicht mehr dienlich ist, prallt einfach an Ihnen ab, während das Licht in Ihnen immer kräftiger erstrahlt.

7. Wenn Sie den Zustand tiefer Zufriedenheit erreicht haben und die Klangschale vollständig ausgeschwungen ist, legen Sie sie zur Seite und spüren in einer bequemen Körperhaltung nach. Genießen Sie die Nachwirkungen des Klangs so lange, wie Sie möchten, und gehen Sie tiefer in die wohlige Entspannung des Körpers und des Geistes.

8. Öffnen Sie sanft die Augen, schenken Sie sich ein Lächeln und bedanken Sie sich für das Wohlempfinden und die Heilung. Nehmen Sie die Entspannung mit in Ihren Alltag und versuchen Sie, diesen Zustand so lange wie möglich aufrechtzuerhalten.

Tipp: Wann immer Sie den kleinsten Anflug von Stress oder Anspannung wahrnehmen, zögern Sie nicht lange, sondern greifen Sie zu Ihrer Klangschale. Führen Sie zusätzlich zu der oben aufgeführten Anleitung zur Selbstbehandlung das Ritual „Kurzentspannung im Alltag" durch, welches im nachfolgenden Kapitel „Rituale für den Alltag" beschrieben wird.

VERDAUUNGSSTÖRUNGEN BESÄNFTIGEN

Verdauungsstörungen sind meist Begleiterscheinungen starker physischer und psychischer Belastungen, da in den Momenten, in denen der Körper und der Geist stark beansprucht werden, alle derzeit nicht überlebenswichtigen Energien des Organismus für die **Kampf-oder-Flucht-Reaktion** bereitgestellt werden. Auch die Energie, die normalerweise für die einwandfreie Funktion des Verdauungstraktes benötigt wird, wird abgezogen und an einer anderen Stelle zur Sicherung des Überlebens eingesetzt. Um die Verdauung wieder zu besänftigen, müssen wir dem Körper signalisieren, dass es nun sicher ist und er sich wieder entspannen kann. Erst, wenn er das Notfallprogramm beendet hat und erkennt, dass weder Kampf noch Flucht ausgeführt werden müssen, kann die Energie wieder zurück in den Verdauungsprozess geleitet werden. Das Gehirn und der Darm stehen in einem regen und steten Informationsaustausch, weshalb es entscheidend für sämtliche Stoffwechselfunktionen ist, in welchem Zustand sich das Gehirn gerade befindet. Meditative Praktiken, die beruhigend auf den Geist wirken, signalisieren dem Darm automatisch, dass er seine volle Funktion wieder aufnehmen kann.

Bei der **Kampf-oder-Flucht-Reaktion**, die auch unter dem Namen Fight-or-Flight-Response bekannt ist, befindet sich der Körper in einer erhöhten Alarmbereitschaft, die bei akuter Gefahr ausgelöst wird. Das Gehirn veranlasst dabei eine Freisetzung von diversen Hormonen, wie Adrenalin und Cortisol, zudem erhöhen sich die Herz- und Atemfrequenz, der Puls, der Blutdruck und die Muskelanspannung: Der Mensch befindet sich in einem Stresszustand. Der Organismus ist so in der Lage, innerhalb von Sekunden zu entscheiden, ob er in den Kampf geht oder doch besser die Flucht ergreift. Heutzutage wird dieses Überlebensprogramm dank unserer zivilisierten Gesellschaft zwar nicht mehr benötigt, dennoch ist dieses Notfallprogramm immer noch in uns verankert. Auch wenn keine Raubtiere mehr unser Leben bedrohen, so wird die Kampf-oder-Flucht-Reaktion durch Stress am Arbeitsplatz oder anderweitige Faktoren ausgelöst, die unserem persönlichen Empfinden nach für Anspannung und Belastung sorgen.

Verdauungsbeschwerden in körperlicher wie geistiger Hinsicht besänftigen

1. Begeben Sie sich an einen ruhigen Ort, an dem Sie für die Dauer dieser Klangeinheit ungestört sein können.

2. Tragen Sie lockere Kleidung, die an keiner Stelle zwickt oder einschnürt.

3. Legen Sie sich in Rückenlage hin, sodass Sie leicht entspannen können, und platzieren Sie eine Klangschale so neben sich, dass Sie diese auch in der liegenden Position anspielen können.

4. **Schwingen Sie die Klangschale einmal an**

5. Schließen Sie die Augen und konzentrieren Sie sich vollständig auf den Klang, den Sie akustisch wahrnehmen, sowie die Schwingungen, die Sie auf der körperlichen Ebene erreichen. Kommen Sie ganz im Hier und Jetzt an.

6. Ist die Klangschale ausgeschwungen und sind Sie in der Gegenwart angekommen, legen Sie die Klangschale auf Ihrem Bauch ab, zunächst weiter oben direkt unterhalb des Brustbeines.

7. **Schwingen Sie die Klangschale einmal an**

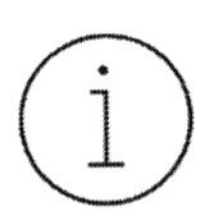

Tipp: Wenn Sie die Klangschale auf Ihrem Bauch anspielen, achten Sie darauf, dass Sie sich dafür nicht zu sehr verspannen. Stützen Sie dafür Ihren Arm gegebenenfalls mit einer Decke oder einem Kissen ab.

8. Visualisieren Sie mit geschlossenen Augen, wie die erzeugten Schwingungen direkt in Ihren Verdauungstrakt fließen: Zunächst breiten sie sich in der Magenregion aus und sorgen dort für eine harmonische Frequenz. Begeben Sie sich mit Ihrer Aufmerksamkeit in diesen Teil Ihres Körpers und stellen Sie sich den Klang in Form von reinstem, weißem Licht vor. Dieses umfließt und durchfließt Ihren oberen Bauchraum mit heilender, beruhigender Energie. Wenn Sie möchten, spielen Sie die Klangschale mehrmals in dieser Position an.

9. Stellen Sie nun das Instrument ein Stück weiter nach unten auf Ihren Bauch.

*10. *Schwingen Sie die Klangschale einmal an**

11. Auch stellen Sie sich vor Ihrem inneren Auge vor, wie die Schwingungen vom Magen nun in den Zwölffingerdarm und anschließend in den Dünndarm übergehen. Hier reinigt das herrlich warme weiße Licht den Verdauungstrakt und schenkt diesem neue Energie. Verbleiben Sie hier mit der schwingenden Schale so lange, wie Sie es für richtig halten.

12. Zu guter Letzt setzen Sie die Klangschale auf den unteren Bauchraum.

*13. *Schwingen Sie die Klangschale einmal an**

14. Der Klang, den Sie mit geschlossenen Augen in reiner, lichter Energie visualisieren, fließt geschmeidig vom Dünndarm in den Dickdarm, den er wiederum vollumfänglich mit Licht durchflutet. Ihr gesamter Verdauungstrakt erstrahlt vor Ihrem inneren Auge voller heilender Energie, die vibriert und pulsiert. Erhalten Sie die Klangschale am Schwingen, bis Sie das Gefühl haben, dass Sie die Übung beenden möchten.

15. Nachdem Sie genug haben und die Klangschale vollständig ausgeschwungen ist, legen Sie sie zur Seite und spüren in der bequemen Rückenlage nach. Gegebenenfalls möchten Sie Ihre Handflächen auf Ihren Bauch legen, um noch ein wenig extra Liebe und Energie durch Ihre Hände in diesen Bereich Ihres Körpers fließen zu lassen. Genießen Sie die Nachwirkungen des Klangs so lange, wie Sie möchten.

16. Öffnen Sie sanft die Augen und bedanken Sie sich für den Klang und Ihren gesunden Verdauungstrakt.

UNTERLEIBSBESCHWERDEN BEHEBEN

Das Sakralchakra ist jenes Energiezentrum, das sich in Höhe des Unterleibes befindet und bei sexuellen und schöpferischen Themen, Beschwerden mit den Sexualorganen oder bei Menstruationsleiden blockiert sein kann. Um diese Störungen zu beheben, wird die Klangschale direkt in dem Bereich des zweiten Chakras eingesetzt, sodass die Klänge harmonisierend und anregend auf dieses wichtige Energiezentrum einwirken können. Das Ziel ist es, dadurch die Beschwerden im Unterleib, wie zum Beispiel Krämpfe, zu beseitigen. Es ist ein besonders sensibler Körperbereich, weshalb die Schwingungen der Klangschale besonders gut über die Haut in das Gewebe und die Organe vordringen können, wo sie die Körperflüssigkeiten und stagnierende Energien wieder in Bewegung setzen.

Das Sakralchakra: Der Schlüssel zur Beseitigung von Beschwerden im Unterleib

1. Begeben Sie sich an einen ruhigen Ort, an dem Sie für die Dauer dieser Klangeinheit ungestört sein können.

2. Tragen Sie lockere Kleidung, die an keiner Stelle zwickt oder einschnürt.

3. Legen Sie sich in Rückenlage hin, sodass Sie leicht entspannen können, und platzieren Sie eine Klangschale so neben sich, dass Sie diese auch in der liegenden Position anspielen können.

4. **Schwingen Sie die Klangschale einmal an**

5. Schließen Sie die Augen und konzentrieren Sie sich vollständig auf den Klang, den Sie akustisch wahrnehmen, sowie die Schwingungen, die Sie auf der körperlichen Ebene erreichen. Kommen Sie ganz im Hier und Jetzt an.

6. Ist die Klangschale ausgeschwungen und sind Sie in der Gegenwart angekommen, legen Sie die Klangschale auf Ihrem Unterleib auf der Höhe des Sakralchakras ab.

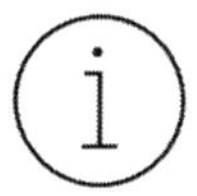

Das zweite Chakra, auch Sakral- oder Sexualchakra genannt, befindet sich im Unterleib in der Kreuzbeinregion, etwa eine Handbreite unterhalb Ihres Bauchnabels. Dieses Energiezentrum wird von einem leuchtenden Orange repräsentiert, weshalb wir während der meditativen Klangschalentherapie ebendiese Farbe visualisieren. Das Sakralchakra steht übrigens mit dem Emotionalkörper der Aura in Verbindung, weshalb Blockaden im Unterleib auf unterdrückte Gefühle hindeuten. Nehmen Sie sich vor, während der Klangtherapie alle Empfindungen zuzulassen, die möglicherweise durch die Schwingungen an die Oberfläche treten.

7. **Schwingen Sie die Klangschale einmal an**

8. Richten Sie Ihren Fokus mit geschlossenen Augen auf Ihr Sakralchakra, den Energiewirbel direkt unter der Klangschale. Er besteht aus orangem Licht, das links- und rechtsherum um sich selbst kreist. Beobachten Sie vor Ihrem inneren Auge das Geschehen, ohne es zu bewerten.

9. **Schwingen Sie die Klangschale einmal an**

10. Nehmen Sie wahr, wie die feinsten Vibrationen der Klangschale den Energiewirbel anregen und aktivieren. Die Frequenzen nähren das zweite Chakra, sodass es mit jedem Anspielen des Instrumentes immer weiter anschwillt.

11. **Schwingen Sie die Klangschale einmal an**

12. Das Energiezentrum gewinnt zunehmend an Kraft, sodass sich nicht nur sein heilendes Licht ausbreitet, sondern auch die Farbe Orange immer kräftiger und strahlender wird.

13. **Schwingen Sie die Klangschale einmal an**

14. Mit dem Anspielen der Schale wird auch das zweite Chakra immer aktiver, Sie beginnen sogar, die pulsierende Energie in Ihrem Unterleib zu spüren. Es ist eine gewaltige, doch trotzdem sehr sanfte und liebevolle Kraft, die Ihnen innewohnt. Es ist Ihre Lebensenergie, die in Hülle und Fülle durch Ihren Körper fließt.

*15. *Schwingen Sie die Klangschale einmal an**

16. Lassen Sie zu, wie sich der Energiewirbel mit seinem kräftig orangen Licht in Ihrem Körper ausbreitet und sogar darüber hinaus, bis Sie vollständig in der Energie eingehüllt sind. Genießen Sie diese Vorstellung, während Sie weiterhin das Chakra mithilfe der Frequenzen der Klangschale nähren.

*17. *Schwingen Sie die Klangschale einmal an**

18. Nachdem Sie genug haben und die Klangschale vollständig ausgeschwungen ist, legen Sie sie zur Seite und spüren in der bequemen Rückenlage nach. Gegebenenfalls möchten Sie Ihre Handflächen auf Ihren Unterleib legen, um noch ein wenig zusätzliche Liebe und Energie durch Ihre Hände in diesen Bereich Ihres Körpers fließen zu lassen. Genießen Sie die Nachwirkungen des Klangs so lange, wie Sie möchten.

19. Öffnen Sie sanft die Augen und bedanken Sie sich für den Klang sowie Ihr Sakralchakra.

DURCHBLUTUNGSSTÖRUNGEN REGULIEREN

Durchblutungsstörungen beschreiben einen Zustand im Körper, bei dem das Blut nicht länger frei in alle Bereiche fließen kann. Hier liegt eine Blockade in den Gefäßen vor, die für eine Unterversorgung von gewissen Geweben sowie Organen verantwortlich ist. Die Vibrationen der Klangschalen regen die Durchblutung an, denn sie bringen das Wasser im Organismus zum Schwingen. Da wir zu etwa 80 % aus Wasser bestehen, haben die Schallwellen, die das Instrument beim Anspielen aussendet, starke Einwirkungen auf die Bewegung sämtlicher Körperflüssigkeiten, bis hin in die Zellen.

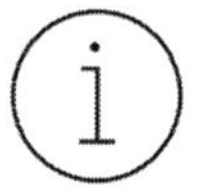

Tipp: Trinken Sie genügend Wasser, besonders vor einer Klangtherapie. So besitzen die Schwingungen und Frequenzen der Klangschale eine noch größere Angriffsfläche und können noch besser auf den Körper einwirken.

Den Fluss des Blutes wiederherstellen: Regulierung der Durchblutung durch Klang

1. Begeben Sie sich an einen ruhigen Ort, an dem Sie für die Dauer dieser Klangeinheit ungestört sein können.

2. Tragen Sie lockere Kleidung, die an keiner Stelle zwickt oder einschnürt. Besonders im Schulter- und Nackenbereich sollte die Bekleidung nur sanft aufliegen, weshalb es ratsam ist, enge Shirts oder BHs abzulegen.

3. Setzen Sie sich in eine bequeme Position, in der Sie leicht entspannen können, und nehmen Sie eine Klangschale zur Hand.

4. **Schwingen Sie die Klangschale einmal an**

5. Schließen Sie die Augen und konzentrieren Sie sich vollständig auf den Klang, den Sie akustisch wahrnehmen, sowie die Schwingungen, die Sie auf der körperlichen Ebene erreichen. Kommen Sie ganz im Hier und Jetzt an.

6. Beginnen Sie damit, die Klangschale auf die betroffene Körperstelle zu stellen, die unter Durchblutungsstörungen leidet. Diese erkennen Sie zum Beispiel durch Blässe oder ein Taubheitsgefühl.

7. **Schwingen Sie die Klangschale einmal an**

8. Schließen Sie die Augen und lassen Sie die Schwingungen wirken. Beobachten Sie die Empfindungen, die Sie in der betroffenen Stelle bemerken.

9. **Schwingen Sie die Klangschale einmal an**

10. Visualisieren Sie nun, wie die Vibrationen alle Blockaden und Störungen einfach davontragen.

11. **Schwingen Sie die Klangschale einmal an**

12. Alte Verkrustungen, die einen Stau verursachten, werden durch die Schwingungen der Schale aufgebrochen. Langsam sickert das Blut wieder durch die zuvor blockierten Gefäße.

13. **Schwingen Sie die Klangschale einmal an**

14. Aus anfänglichen Tropfen wird ein kleiner Strahl, bis die Kraft des Blutstroms zu stark ist und plötzlich alle Blockaden einreißt. Das Blut fließt wieder.

15. **Schwingen Sie die Klangschale einmal an**

16. Stellen Sie sich einen regen Blutfluss vor, der durch Ihre Adern rauscht. Die betroffene Stelle, auf der die Klangschale abgelegt wurde, wird wohlig warm und bekommt wieder eine gesunde Farbe. Die Durchblutung lässt ein leichtes, angenehmes Kribbeln entstehen.

17. **Schwingen Sie die Klangschale einmal an**

18. Lassen Sie die Klangschale noch ein wenig länger auf dem Körperbereich stehen und spüren Sie in sich hinein, welche Empfindungen Sie nun wahrnehmen können.

19. Nachdem Ihr Gefühl entschieden hat, dass es genug ist, lassen Sie die Klangschale ein letztes Mal ausschwingen, legen sie zur Seite und spüren in einer bequemen Liegeposition nach. Genießen Sie die Nachwirkungen des Klangs so lange, wie Sie möchten.

20. Richten Sie sich langsam wieder auf, öffnen Sie sanft die Augen und bedanken Sie sich für das Wohlempfinden und die Heilung.

GELENKBESCHWERDEN BEHANDELN

Mit der Anwendung von Klängen und Frequenzen bei Gelenkbeschwerden werden nicht nur die Gelenke an sich angesprochen, sondern auch das umgebene Gewebe, sodass Verspannungen oder Verhärtungen der Muskelgruppen, die für das betroffene Gelenk verantwortlich sind, ebenfalls eine Erleichterung erhalten. Für die Behandlung dieser Leiden eignet sich besonders gut die Universalklangschale, die auch unter dem Namen Gelenkschale bekannt ist.

Gelenkbeschwerden effektiv mit Klängen „wegschwingen"

1. Begeben Sie sich an einen ruhigen Ort, an dem Sie für die Dauer dieser Klangeinheit ungestört sein können.
2. Tragen Sie lockere Kleidung, die an keiner Stelle zwickt oder einschnürt. Besonders im Schulter- und Nackenbereich sollte die Bekleidung nur sanft aufliegen, weshalb es ratsam ist, enge Shirts oder BHs abzulegen.
3. Setzen Sie sich in eine bequeme Position, in der Sie leicht entspannen können, und nehmen Sie eine Klangschale zur Hand.
4. **Schwingen Sie die Klangschale einmal an**
5. Schließen Sie die Augen und konzentrieren Sie sich vollständig auf den Klang, den Sie akustisch wahrnehmen, sowie die Schwingungen, die Sie auf der körperlichen Ebene erreichen. Kommen Sie ganz im Hier und Jetzt an.
6. Beginnen Sie damit, die Klangschale auf das betroffene Gelenk, wie zum Beispiel das Knie, zu stellen, das unter Beschwerden leidet.

Tipp: Stützen Sie das Instrument gegebenenfalls mit einem Finger in der Mitte des Schalenbodens oder seitlich am unteren Schalenrand ab, sollten Sie es nicht stabil auf dem zu behandelnden Gelenk abstellen können.

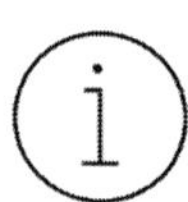

7. **Schwingen Sie die Klangschale einmal an**

8. Schließen Sie die Augen und lassen Sie die Schwingungen wirken. Beobachten Sie die Empfindungen, die Sie in der betroffenen Stelle bemerken.

9. **Schwingen Sie die Klangschale einmal an**

10. Sie müssen nichts weiter tun, als sich zu entspannen und die Klangschale arbeiten zu lassen. Atmen Sie tief ein und aus, während Sie den Sauerstoff bewusst zu dem betroffenen Gelenk für noch mehr Unterstützung leiten.

11. **Schwingen Sie die Klangschale einmal an**

12. Lassen Sie die Entspannung und die heilenden Klänge zu, indem Sie sich mit geschlossenen Augen reines, weißes Licht vorstellen, welches das Gelenk umgibt. Die pure Energie fühlt sich angenehm an und gibt Ihnen ein sehr gutes Gefühl.

13. **Schwingen Sie die Klangschale einmal an**

14. Belassen Sie die singende Klangschale in dieser Position, während Sie das innere Bild der Heilung des Gelenks aufrechterhalten, so lange, wie Sie möchten. Spüren Sie in sich hinein, welche Empfindungen Sie wahrnehmen können.

15. **Schwingen Sie die Klangschale einmal an**

16. Nachdem sie ausgeschwungen ist, legen Sie sie zur Seite und spüren in einer bequemen Körperhaltung nach. Legen Sie Ihre Handflächen auf das behandelte Gelenk und versorgen Sie es mit zusätzlicher Liebe und Dankbarkeit. Genießen Sie die Nachwirkungen des Klangs so lange, wie Sie möchten.

17. Richten Sie sich langsam wieder auf, öffnen Sie sanft die Augen und bedanken Sie sich für das Wohlempfinden und die Heilung sowie für das wunderbare Gelenk, das so viel für Sie tut. Mit dieser Klangeinheit haben Sie ihm die wohlverdiente Aufmerksamkeit geschenkt.

Rituale für den Alltag

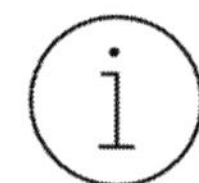

Rituale sind festgelegte, geregelte Abläufe, Gesten oder Handlungen, die einen kulturellen, gesellschaftlichen, sozialen, religiösen, weltlichen oder einen persönlich individuellen Hintergrund aufweisen können. Einweihungsfeiern, die Taufe, Hochzeiten oder Begräbnisse sind ebenso rituelle Feiern wie Familienfeste, Entspannungsrituale, Einschlafrituale oder persönliche Rituale. Diese strukturierten Abläufe sollen sich mit ihren symbolischen Gesten und der ihrer tieferen Bedeutung von profanen alltäglichen Routinen abheben und somit dem Anwender Halt und Orientierung vermitteln. Rituale erleichtern die Bewältigung des Lebens, da der Mensch je nach Art der Geste seine Achtsamkeit steigert, eine bessere Beziehung zu seiner Umwelt und zu sich selbst aufbaut sowie Entscheidungen leichter treffen kann. Innerhalb einer Gruppe stärken Rituale das Gemeinschaftsgefühl und den Zusammenhalt untereinander.

Die folgenden Seiten präsentieren Ihnen eine Reihe von wirkungsvollen Ritualen, die Ihren gesamten Tag bereichern werden. Sie sind nicht nur praktisch aufgebaut, sondern auch besonders alltagsnah konzipiert, denn wenn wir einmal ehrlich sind: Wer hat schon Zeit für stundenlange, komplizierte Übungen jeden Tag, besonders, wenn man im Stress ist? Doch genau dann, wenn der Arbeitsalltag in vollem Gange ist und die ersten Ermüdungserscheinungen auftreten, sind diese entspannenden und gleichzeitig vitalisierenden Rituale von besonders großem Nutzen. Kleine Achtsamkeiten über den Tag verteilt machen einen großen Unterschied und verankern den Geist immer wieder in der eigenen Mitte. Tanken Sie Kraft, um neue Herausforderungen und anstrengende Aufgaben besser meistern zu können, ohne dabei Ihre Gesundheit aufs Spiel zu setzen.

DER MORGENGRUSS

Nehmen Sie sich am Morgen einen Moment Zeit zum Innehalten, statt noch im Bett liegend direkt mit dem Öffnen der Augen die Alltagssorgen hereinzulassen und die anstehenden Erledigungen zu planen. All das läuft Ihnen nicht weg, deshalb gönnen Sie sich die wenigen Minuten, um den neuen Tag angemessen zu begrüßen. Wie Sie Ihren Tag starten, beeinflusst maßgeblich die Erfahrungen, die Sie heute machen werden. Also: Dankbarkeit am Morgen vertreibt Kummer und Sorgen.

Der Morgengruß – Ein Ritual zum Aufwachen

Ein neuer Tag beginnt – was für ein Geschenk, dass wir diesen erleben dürfen. Recken und strecken Sie sich genüsslich in Ihrem Bett und wecken Sie Ihren Körper und Ihren Geist sanft auf. Das weiche und kuschelige Kopfkissen und die Decke hüllen Sie noch immer ein wie ein schützender Kokon. Nichts und niemand kann Ihnen hier etwas anhaben. Sie sind sicher. Sie fühlen sich geborgen. Die zarte Umarmung der Bettdecke vermittelt Ihnen das Gefühl von Liebenswürdigkeit und Zeitlosigkeit. Sie befinden sich im gegenwärtigen Moment, hier in Ihrem einzigartigen Körper, der in diesem wunderbaren Bett liegt. Es gibt gerade nichts Wichtigeres als diese simple Wahrnehmung.

Wenn Sie genug in dem schönen Gefühl gebadet haben, richten Sie sich langsam auf. Nehmen Sie eine bequeme Sitzposition auf Ihrem Bett ein, zum Beispiel den Schneidersitz. Sie sollte nicht zu fordernd sein, denn Sie befinden sich ja schließlich noch im Aufwachprozess. Wenn Ihnen etwas kühl ist, lassen Sie die Decke ruhig noch um Ihre Schultern gelegt, sodass Sie Ihnen weiterhin Wärme, Geborgenheit und Sicherheit mit Ihrer sanften Umarmung spendet. Nehmen Sie nun Ihre Klangschale und positionieren Sie

> **Tipp:** Stellen Sie bereits am Vorabend Ihre Lieblingsklangschale inklusive eines geeigneten Schlägels auf den Nachttisch Ihres Bettes, sodass diese am nächsten Morgen griffbereit liegen. Es könnte das sanfte und entspannte Aufwachen sowie den Ablauf stören, wenn Sie das Instrument während des Rituals erst noch holen müssten. Sie sollen sich möglichst auf sich selbst ohne Ablenkungen konzentrieren können.

diese mit ihrer Unterlage auf Ihrem Schoß. Spielen Sie das Instrument an und schließen Sie die Augen.

Lauschen Sie den Klängen und schenken Sie sich ein Lächeln, während Sie sich selbst und der ganzen Welt einen wunderschönen guten Morgen wünschen. Sollten Ihre Gedanken in alltägliche Probleme abdriften, lassen Sie sie einfach ziehen und kommen Sie sogleich zurück in die Gegenwart mithilfe des Klangs der schwingenden Schale.

Den neuen Tag mit Dankbarkeit und bewusster Intention begrüßen

Widmen Sie nun den folgenden Minuten der Dankbarkeit und der Formulierung einer Intention für diesen Tag.

1. Überlegen Sie sich drei Dinge, für die Sie jetzt gerade dankbar sind. Sie könnten zum Beispiel Dankbarkeit für Ihren wundervollen Körper empfinden, für Ihre geliebte Familie, für das leckere Frühstück, das Sie gleich genießen werden, oder für diese kurze Auszeit im Bett, die Sie sich gönnen.
2. **Schwingen Sie die Klangschale einmal an**
3. Während die Klangschale erklingt, denken oder sprechen Sie das Erste aus, wofür Sie Dankbarkeit empfinden.

Ich bin dankbar für ____________________________________.

Achten Sie darauf, dass Sie nicht nur denken oder sagen, wofür Sie dankbar sind, sondern dass Sie es auch deutlich **fühlen**. Nehmen Sie diese wunderbare Emotion wahr und erleben Sie vor Ihrem inneren Auge das, wofür Sie dankbar sind. Visualisieren Sie es so, als würden Sie jetzt gerade den wunderbaren Moment erleben. Wenn Sie zum Beispiel besonders viel Dankbarkeit für Ihre Familie empfinden, stellen Sie sich selbst inmitten Ihrer Geliebten vor, wie Sie gemeinsam lachen und sich des Lebens erfreuen.

4. *Schwingen Sie die Klangschale einmal an*

5. Während die Klangschale erklingt, denken oder sprechen Sie das Zweite aus, wofür Sie Dankbarkeit empfinden.

Ich bin dankbar für ________________________________.

6. *Schwingen Sie die Klangschale einmal an*

7. Während die Klangschale erklingt, denken oder sprechen Sie das Dritte aus, wofür Sie Dankbarkeit empfinden.

Ich bin dankbar für ________________________________.

8. Denken Sie nun über Ihre Intention für diesen neuen Tag nach. Welche Absicht verfolgen Sie heute? Mit welchen Empfindungen möchten Sie in den Tag starten? Das kann so simpel wie ein einziges Wort oder so komplex wie ein ganzer Satz sein. Formulieren Sie Ihre Intention stets positiv, unmissverständlich und eindeutig. Überdenken Sie es nicht zu sehr, sondern wählen Sie einfach den ersten Gedanken, der Ihnen bei dieser Frage in den Sinn kommt. Das ist meist auch die beste Antwort. Beispielsweise könnte Ihre Absicht „Liebe", „Mitgefühl", „Hingabe" oder „Vertrauen" lauten.

9. *Schwingen Sie die Klangschale einmal an*

10. Während die Klangschale erklingt, denken oder sprechen Sie Ihre Intention aus.

Meine Intention für diesen Tag ist ________________________.

11. *Schwingen Sie die Klangschale einmal an*

12. Lassen Sie die entstandenen Gefühle der Dankbarkeit und Positivität mit dem Klang in Ihr Bewusstsein eintreten.

13. Öffnen Sie behutsam die Augen und stellen Sie die Klangschale samt Schlägel zur Seite.

14. Wecken Sie abschließend Ihren Körper erneut ein wenig durch sanftes Strecken. Danken Sie sich für dieses heilsame Ritual und nehmen Sie die gewonnene Positivität und Energie mit in Ihren Tag.

FAMILIENZEIT: GEMEINSAME RITUALE EINLÄUTEN

Gemeinsame Rituale stärken das Wir-Gefühl ungemein und vermitteln den einzelnen Familienmitgliedern, dass sie dazugehören, wahrgenommen werden und ein unverzichtbares Glied der Gruppe sind. Diese festgelegten Abläufe mit symbolischem Charakter ermöglichen wertvolle Familienzeit, die in den Alltag eingebaut wird, egal, wie stressig dieser auch sein mag. Wenn Sie sich auf konkrete Tageszeiten festlegen, die Sie mit einem familiären Ritual planen, schaffen Sie gleichzeitig ein Bewusstsein für die wirklich wichtigen Dinge im Leben: dem innigen Bund zwischen geliebten Menschen. Innerhalb Ihrer Familie wird in jedem Einzelnen das Gefühl entstehen, dass der Familienbund das Höchste und Bedeutsamste im Leben ist – nicht einmal die täglichen Erledigungen und Arbeiten können die kostbare Zeit mit der Familie vermindern.

Der Familienkreis: Kostbare Zeit im Rahmen der engsten Vertrauten

Dieses Ritual ist eine sehr kraftvolle Geste, die den Bund innerhalb der Familie enorm stärken kann. Wenn die einfachen Regeln beachtet werden, werden alle Mitglieder entspannter, zufriedener und mitfühlender aus dem Familienkreis heraustreten. Ein herzlicheres Miteinander, das auf Vertrauen und Dankbarkeit füreinander basiert, wird so auch in der alltäglichen Routine möglich.

Setzen Sie sich mit all Ihren Familienmitgliedern des Haushaltes zusammen und beraten Sie gemeinsam darüber, welcher Zeitpunkt des Tages sich in Ihrem Fall am besten für ein Ritual eignen würde. Sie benötigen nicht viel Zeit dafür, denn fünf Minuten am Tag reichen schon aus, um nach und nach einen engen Bund aufzubauen. Wenn Sie möchten, können Sie selbstverständlich den zeitlichen Rahmen dieses Rituals so groß wählen, wie es Ihr Alltag erlaubt.

Für das eigentliche Ritual, den Familienkreis, wird eine Klangschale integriert, die für alle beteiligten Ohren einen harmonischen Sound erzeugt.

1. Es finden sich alle Familienmitglieder an einem geeigneten Ort ein, der den Platz für dieses Ritual hergibt. Das muss nicht zwangsläufig in einem Innenraum sein, draußen in der Natur, je nach Wetterlage, kann ebenso sehr schön sein.

Tipp: Um Ihre Familienmitglieder für das Ritual zusammenzurufen, können Sie die Klangschale etwas kraftvoller anspielen. Somit wissen alle gleich Bescheid, egal, wo sie sich gerade im Haus aufhalten: Es ist wieder Zeit für den Fa-

2. Schaffen Sie so viel Platz, dass sich alle in einen kleinen Kreis setzen können. Jeder soll sich in eine bequeme Sitzposition begeben, der Fersensitz hat sich hier bewährt, da er nicht so viel Platz einnimmt als zum Beispiel der Schneidersitz.
3. Stellen Sie die Klangschale inklusive Unterlage und Schlägel in der Mitte des Kreises ab. Es sollen alle Familienmitglieder diese noch gut erreichen können.

Es ist wichtig, dass jedes Mitglied der Familie diese simplen Regeln des Rituals einhält:

- Was im Kreis gesagt wird, bleibt im Kreis
- Das Gesagte wird in jeglicher Form weder bewertet noch kommentiert
- Die Familienmitglieder begegnen sich mit Respekt und Mitgefühl. Jeder bekommt die Zeit zum Sprechen, die er benötigt. Die anderen hören einfach nur aufmerksam zu.

4. Nun beginnt einer damit, den Schlägel in die Hand zu nehmen und mit einem einfachen, kurzen Satz auszusprechen, was er gerade denkt oder was er gerne der Familie mitteilen möchte. Es geht dabei darum, den geliebten Menschen mit Wertschätzung, Dankbarkeit und Mitgefühl zu begegnen. Anschuldigungen, Verurteilungen oder das Hinweisen auf Fehler sind also nicht erwünscht. Innerhalb dieses engsten Kreises darf alles gesagt werden, ohne dass darauf eine Reaktion oder eine Antwort jeglicher

Art folgt. Es geht hierbei nicht um einen Dialog oder ein Gespräch, das entstehen soll, sondern lediglich darum, dass jeder für einen Moment die ungeteilte Aufmerksamkeit der gesamten Familie erhält, um das auszusprechen, was er sagen möchte. Wichtig dabei ist, dass diese Worte stets positiv formuliert werden. Hier sind einige Beispiele, die zeigen, wie dieser Satz aussehen könnte:

Ich bin dankbar für diese gemeinsame Zeit jeden Tag mit euch, meinen Liebsten.
Lisa, ich bin stolz auf dich.
Danke Papa, dass du mich gestern bei meinem Schulprojekt so toll unterstützt hast.
Liebling, ich wollte dir sagen, dass ich dich liebe.

5. Derjenige, der den ersten Satz ausgesprochen hat und den Schlägel in der Hand hält, spielt anschließend sanft die Klangschale in der Mitte an.
Schwingen Sie die Klangschale einmal an

6. Alle lauschen gemeinsam dem Klang des Instruments, bis es vollständig verstummt ist, und lassen die gesprochenen Worte in sich nachwirken, wenn gewünscht, auch mit geschlossenen Augen.

7. Der Schlägel wird an den Nächsten weitergereicht, der seinen Satz ausspricht und dann die Klangschale anspielt.
Schwingen Sie die Klangschale einmal an

8. So gehen Sie vor, bis jedes Familienmitglied einmal die Chance erhalten hat, seinen positiven Satz zu sprechen und die Klangschale zu spielen.

9. Wenn der Schlägel einmal komplett im Kreis herumgereicht wurde, wird er zurück in die Mitte gelegt.

10. Zum Schluss nehmen sich alle an den Händen und schenken sich ein Lächeln.

11. Danken Sie sich gegenseitig für dieses heilsame Ritual und die ehrlichen Worte. Nehmen Sie die gewonnene Positivität und Energie mit in den Alltag.

Gemeinsames Essen: Die Mahlzeit mit Klangschalen einläuten

Vor jeder gemeinsamen Mahlzeit können Sie diese mit allen anwesenden Familienmitgliedern einläuten.

1. Nehmen Sie dazu eine geeignete Klangschale, die für alle angenehm schwingt, und stellen Sie diese in der Mitte des gedeckten Tisches ab. Einigen Sie sich mit den anderen darauf, wer das Instrument anspielen möchte. Das kann auch von Mahlzeit zu Mahlzeit wechseln. Wichtig ist nur, dass derjenige, der diesen Teil übernimmt, auch Freude dabei verspürt.
2. Mit wenigen, dennoch ehrlichen und herzlichen Worten drückt das Familienmitglied seine Dankbarkeit für das dargebotene Essen aus. Das kann auf eine ganz individuelle Weise geschehen und muss keinen Regeln folgen.
3. Danach wird die Klangschale angespielt. Die Schwingungen segnen gemeinsam mit der Dankbarkeit das Essen.

Schwingen Sie die Klangschale einmal an

4. Anschließend darf das Instrument an Ort und Stelle bleiben, während die Mahlzeit gemeinsam genossen wird.

Klangschalen mit Kindern erkunden

Integrieren Sie unanfechtbare Familienzeit in Form von Ritualen, so lehren Sie Ihren Kindern bereits im jungen Alter eine wertvolle Lektion: Es gibt Dinge im Leben, die sind wichtiger als andere, und für diese muss man Zeit schaffen. So werden Ihre Nachkommen von Anfang an ein Gefühl dafür entwickeln, was es bedeutet, kostbare Zeit miteinander zu verbringen, die zusätzlich dazu genutzt wird, um nicht nur sein Selbst zu finden, sondern auch in eine engere Verbindung mit den geliebten Menschen zu treten. Das Resultat ist im wahrsten Sinne des Wortes ein spielerisches Miteinander, unterstützt durch Klangschalen, bei dem man sich selbst und den Familienmitgliedern näherkommt.

Lustige Experimente mit Klangschalen für Kleinkinder

Kinder kann man am besten über das Spiel erreichen, weshalb dieses Ritual im Vergleich zu den anderen weniger strukturiert ist und spontane Modifikationen erlaubt. Das Ziel ist es, den Kindern die Klangschalen näherzubringen, indem sie gemeinsam unterschiedliche Klänge erzeugen. Ein Schlägel oder Reibeklöppel wird nicht unbedingt benötigt.

1. Lassen Sie die Kinder verschiedene Materialien zusammensuchen. Sie sollen selbst bestimmen, welche das sind, solange diese Spielgegenstände nicht zu groß oder zerbrechlich sind. Das könnten zum Beispiel die folgenden Dinge sein:

- *Bauklötze*
- *Plastikgeschirr*
- *Stifte*
- *Knete*
- *Glöckchen*
- *Spielzeugautos*

> Achten Sie darauf, dass die Kinder ausschließlich Gegenstände zusammensammeln, die die Klangschale nicht beschädigen können oder selbst beim Aufschlag in diese nicht kaputtgehen. Sollte ein Kind ein solches Spielzeug gewählt haben, erklären Sie ihm, warum es für das Ritual nicht geeignet ist.

2. Bitten Sie nun die Kinder, zu Ihnen zu kommen, und stellen Sie eine große Klangschale in die Mitte.

3. Ein Kind soll nun einen beliebigen Gegenstand wählen und diesen in die Klangschale fallen lassen.

4. Sprechen Sie anschließend über das Geräusch und fragen Sie nach, was das Kind wahrgenommen hat, beispielsweise mit den folgenden Fragen:

Was hast du gehört?
Hat dir das Geräusch gefallen?
Möchtest du das noch einmal hören?

5. Lassen Sie nach und nach auch die anderen Kinder Gegenstände wählen und diese in die Klangschale werfen, um herauszufinden, welche Geräusche diese erzeugen.

Ein weiteres Experiment besteht darin, die Klangschale mit verschiedenen Dingen zu befüllen, wie zum Beispiel mit kleinen Kugeln, die ein rauschendes Geräusch erzeugen, wenn sie hineingefüllt werden. Auch Wasser kreiert einen spannenden Effekt in der Schale. Lassen Sie die Kinder zuschauen, welche Muster und Formen im Wasser erkennbar werden, wenn Sie die Klangschale anspielen. Der Nachwuchs wird zudem seinen Spaß daran finden, die Fingerchen in das spritzende Nass zu halten.

Konzentration durch das Klangritual: Wenn Hausaufgaben zur spielerischen Leichtigkeit werden

Bei Konzentrationsschwierigkeiten kann es helfen, die Gedanken bewusst zu sammeln, zur Ruhe zu bringen und anschließend die geforderte Aufgabe zu lösen. Mithilfe der Klangschalen können Sie gemeinsam mit Ihrem Kind ein Ritual in den Alltag einbauen, das dabei hilft, die Aufnahmefähigkeit von Wissen vor den Hausaufgaben oder anderen Tätigkeiten zu steigern.

1. Setzen Sie sich beide bequem hin und lassen Sie das Kind seine Lieblingsklangschale mit Schlägel oder Reibeklöppel wählen.
2. Bitten Sie Ihren Nachwuchs, die Schale nach seinem Belieben anzuspielen. Es soll sich allein auf den Klang konzentrieren und lauschen, wie er sich anfühlt.
3. Das Kind darf so lange damit spielen, wie es möchte, solange seine Aufmerksamkeit allein dem Klang und der erzeugten Schwingung gilt. Damit werden die Gedanken beruhigt, der Geist wird für Neues geöffnet und die Konzentration wird gesteigert. Das Kind findet zur Ruhe, auch wenn es möglicherweise zuvor zu aufgeregt war, um sich hinzusetzen und Schularbeiten zu erledigen.
4. Wenn es genug hat, soll es das Instrument zur Seite legen und sich seinen Aufgaben widmen.

KURZENTSPANNUNG IM ALLTAG

Wenn Sie Pause, einen Moment Zeit zwischen zwei Erledigungen haben oder einfach nur für ein paar Minuten Kraft tanken müssen, wird Ihnen in Ihrem stressigen Arbeitstag ein kurzes, einfaches Ritual weiterhelfen. Senken Sie effektiv Ihren Stresspegel und erzeugen Sie sofortige Entspannung, um anschließend Ihren Alltag erfrischt und noch produktiver fortzusetzen.

Die Intention des Tages ins Gedächtnis rufen

Erinnern Sie sich noch an das Ritual für den Tagesbeginn, den Morgengruß? Dabei haben Sie eine Intention für Ihren Tag formuliert, die Ihnen jetzt erneut zugutekommen wird.

1. Begeben Sie sich für ein paar Minuten an einen ruhigen, geschützten Ort.
2. Nehmen Sie Ihre Klangschale und einen Schlägel in die Hand.
3. Schließen Sie die Augen und rufen Sie sich jene Intention ins Gedächtnis, die Sie für diesen Tag während des Morgenrituals gewählt haben.

> Das Geheimnis in der Auszeit vom Alltag mit Hilfe der Klangschale liegt in Ihrer Aufmerksamkeit: Wenn es Ihnen gelingt, Ihre volle Konzentration auf einen positiven Gedanken zu richten, in diesem Fall ist es die Intention des Tages, werden keine Sorgen, keine Ängste, kein Druck und kein anderer Stress zu Ihnen durchdringen können.

4. Fokussieren Sie Ihre Gedanken auf diese Worte oder sprechen Sie sie laut aus. Richten Sie Ihre volle Aufmerksamkeit darauf.

Schwingen Sie die Klangschale einmal an

5. Lauschen Sie dem Klang, fühlen Sie die erzeugten Schwingungen und verbinden Sie diese Empfindungen mit Ihrer Intention. Visualisieren Sie, wie sich tiefe Entspannung mit den Frequenzen in Ihnen ausbreitet.
6. Wenn Sie möchten und genügend Zeit haben, spielen Sie die Klangschale mehrmals an, während Ihr Fokus stets auf den positiven Empfindungen bleibt.

7. Beenden Sie dieses Ritual zur Kurzentspannung, indem Sie die Klangschale ein letztes Mal ausschwingen lassen, die Augen sanft öffnen und die Entspannung mit in den restlichen Tag tragen.

Eine kurze Klangreise in das Paradies

Begeben Sie sich für ein paar Minuten an einen ruhigen, geschützten Ort. Schließen Sie die Augen und beginnen Sie damit, sich mit Ihren Gedanken an einen wunderschönen Ort zu begeben, den Sie als das Paradies bezeichnen würden. Vielleicht stellt dies ein tropischer Strand oder das Zuhause Ihrer Kindheit dar, möglicherweise ist es auch der Garten Eden aus der Bibel oder ein Urlaubsort, den Sie einmal besucht haben. Visualisieren Sie, wie Sie von grüner Natur mit wunderschönen Blumen umgeben sind, deren herrlicher Duft Ihnen in die Nase steigt. Die Sonne scheint an einem wolkenlosen Himmel und erzeugt eine perfekte Wärme. Ein sanftes Lüftchen weht und trägt Ihre Sorgen davon, während Sie sich rundum wohl, kräftig und vital in Ihrem Körper fühlen. Gemeinsam mit Ihren Liebsten verbringen Sie diese Zeit im Paradies. Sie lachen herzlich, führen unbeschwerte Gespräche und naschen vom köstlichen Obst, das reichlich um Sie herum wächst. Schenken Sie sich ein Lächeln, während Sie diese Reise, begleitet von dem Klang des Instruments, vor Ihrem inneren Auge erleben. Verweilen Sie so lange, wie Sie möchten, im Paradies. Beenden Sie dieses Ritual zur Kurzentspannung, indem Sie die Augen sanft öffnen und die Entspannung mit in den restlichen Tag tragen.

http://bit.ly/3WAFLJJ

Link oder QR-Code zum Audio-Guide

DEM LEBEN ENTGEGENBLICKEN: ANNEHMEN UND LOSLASSEN

Manchmal kann es uns schwerfallen, die Dinge so anzunehmen, wie sie sind. Wenn der Partner mal wieder vergessen hat, den Müll herauszubringen, wenn das Kind die Tasse aus Versehen fallen gelassen hat oder man selbst den wichtigen Arzttermin vergessen hat, auf den man Monate lang gewartet hat – in diesen Momenten wird man überrollt von starken Emotionen wie Verärgerung, Frustration oder gar Zorn.

Gleiches gilt, wenn wir zu sehr in der Vergangenheit verhaftet sind und Situationen hinterhertrauern, die längst vorüber sind. Was bereits geschehen ist, kann nicht mehr verändert werden, denn niemand hat einen Einfluss auf die Vergangenheit. Selbst dann, wenn Sie etwas zutiefst bereuen, getan oder nicht getan zu haben, wird sich rein gar nichts an der Gegenwart ändern. Genauso verhält es sich mit der Zukunft, die wir meist in unseren Gedanken voller Sorge betrachten und über die wir mögliche Problemszenarien visualisieren. Doch was bringt es uns, jetzt schon Angst zu haben, vor etwas, das wir weder voraussehen noch beeinflussen können? Diese belastenden Gefühle bringen Sie Ihrem Ziel keinen einzigen Schritt näher, das Einzige, was sie tun, ist, Ihnen den jetzigen Moment zu verdunkeln. Entscheiden Sie sich dafür, das Vergangene sowie jene Dinge in der Zukunft, die Sie jetzt gerade nicht beeinflussen können, gehen zu lassen. Nehmen Sie Ihre Wahrnehmungen an und schätzen Sie diese für Ihre Botschaften, doch lassen Sie sie gehen. Es ist nicht nötig, dass Sie sich die Gegenwart vermiesen, indem Sie Ihre Ängste, Sorgen und Unsicherheiten Ihr Leben regieren lassen.

Ein Ritual zum Annehmen und Loslassen: die Befreiung von belastenden Gedankenmustern

Dieses Ritual ist für jene Momente gedacht, in denen Sie einen Gedanken wahrnehmen, der Ihnen Unbehagen bereitet, oder eine Situation erleben, die Stress in Ihnen auslöst. Es fördert die Annahme dessen, was sich Ihnen gerade präsentiert, jedoch ohne Bewertung oder Verurteilung. Das Ziel ist es, dass Sie das Negative loslassen können, um sich von den belastenden Aspekten, die es mit sich brachte, zu befreien. Das Ritual verschafft Ihnen einen neuen Blickwinkel, sodass Sie dem Leben mit Vertrauen, Mut und Positivität entgegenblicken können.

1. Begeben Sie sich für ein paar Minuten an einen ruhigen, geschützten Ort.
2. Nehmen Sie Ihre Klangschale und einen Schlägel in die Hand.
3. Schließen Sie die Augen und rufen Sie sich die Situation oder den Gedanken ins Gedächtnis, der Stress und Unbehagen in Ihnen auslöst. Bleiben Sie ruhig, auch wenn das Gefühl zunächst unangenehm ist, und achten Sie darauf, dass Sie Ihre Gedanken nicht bewerten.

Betrachten Sie Ihre Gedanken bewusst als ein außenstehender Beobachter. Versuchen Sie, sich nicht mit diesen zu identifizieren oder sich als ein Beteiligter des Geschehens zu sehen. Stellen Sie sich vor, dass Sie einen Film anschauen, der von einer Handlung erzählt, doch Sie verbleiben in der Position des neutralen Zuschauers.

Diese Veränderung der Perspektive auf das, was Sie schlecht annehmen und loslassen können, ermöglicht es Ihnen, die ganze Situation mit neuen Augen zu betrachten. Wenn die starken Emotionen aus der Gleichung herausgestrichen werden, scheint das Erlebte meist gar nicht mehr so dramatisch und unüberwindbar. Probieren Sie es aus!

4. Atmen Sie einmal tief durch die Nase in den gesamten Körper ein.
5. Schwingen Sie die Klangschale an, während Sie gleichzeitig mit dem tiefen Ausatmen durch den Mund alles loslassen. Dies darf ruhig übertrieben werden, um das befreiende Loslassen noch deutlicher zu symbolisieren. Wenn Sie das Verlangen verspüren, dabei den ganzen Körper zu schütteln, gehen Sie diesem unbedingt nach, denn alles, was Ihnen dabei hilft, ganz bewusst von der Negativität und dem Stress abzulassen, ist erwünscht.

Schwingen Sie die Klangschale einmal an

6. Wiederholen Sie diese reinigende Atmung und visualisieren Sie währenddessen das Annehmen mit dem Einatmen und das befreiende Loslassen mit dem Ausatmen und dem Anspielen der Klangschale. Führen Sie dies so oft durch, bis Sie eine deutliche Erleichterung verspüren können.
7. Beenden Sie dieses Ritual zur Befreiung von belastenden Gedankenmustern, indem Sie die Klangschale ein letztes Mal ausschwingen lassen, die Augen sanft öffnen und die Entspannung mit in den restlichen Tag tragen. Vergessen Sie nicht das Lächeln, mit dem es schon viel leichter wird, dem Leben entgegenzublicken.

BADERITUALE

Wenn Sie das nächste Mal ein entspanntes Bad nehmen möchten, verbinden Sie es mit einem Baderitual. Dazu benötigen Sie lediglich eine Klangschale inklusive Schlägel.

Das Baderitual: Reinigung durch die Fusion von Wasser und Klang

1. Bereiten Sie ein Bad vor, indem Sie die Badewanne mit angenehm temperiertem Wasser befüllen und die Klangschale griffbereit stellen.
2. Wenn Sie so weit sind, stellen Sie sicher, dass Sie nicht gestört werden können, und nehmen Sie dann in der Wanne Platz, am besten zunächst noch in einer sitzenden Haltung.
3. Greifen Sie zu Ihrer Klangschale, stellen Sie diese auf Ihre Fingerspitzen oder Ihre Handfläche und schlagen Sie sie an.

Schwingen Sie die Klangschale einmal an

4. Schließen Sie die Augen und nehmen Sie einfach nur die Schwingungen und den harmonischen Klang wahr. Nutzen Sie die Empfindungen, um in das Hier und Jetzt zu gelangen.

5. Wenn das Klingen beendet ist, stellen Sie die Klangschale in das Wasser und lassen Sie sie an der Oberfläche schwimmen.

6. Lehnen Sie sich zurück in eine bequeme Position zum Entspannen, sodass sich der Großteil Ihres Körpers unter Wasser befindet.

7. **Schwingen Sie die Klangschale einmal an**

8. Spüren Sie nun das noch deutlicher gewordene Gefühl, das die Schwingungen an und in Ihrem Körper auslösen. Das Wasser transportiert den sichtbar gewordenen Klang direkt zu Ihnen und hüllt Sie regelrecht darin ein. Sie baden nun in der Schwingung der Klangschale. Erhalten Sie das Singen des Instrumentes.

9. **Schwingen Sie die Klangschale einmal an**

10. Visualisieren Sie mit geschlossenen Augen, wie nicht nur das Wasser Sie reinigt, sondern auch der Klang. Äußerlich wie auch innerlich, körperlich wie auch geistig lösen sich nun alte Verkrustungen mit den zarten Vibrationen und Frequenzen, in denen Sie gerade baden. Der alte Dreck fällt von Ihnen ab und wird mit dem Wasser davongetragen. Ängste und Stress sowie Gedankenmuster und Glaubenssätze, die Ihnen nicht mehr dienlich sind, lösen sich im Wasser auf und belasten Sie nicht länger. Alles Veraltete darf gehen. Mit jedem Anschwingen der Klangschale geht es leichter und leichter.

11. Setzen Sie diese kraftvolle Gedankenarbeit so lange fort, wie Sie möchten. Je länger Sie dieses Ritual durchführen, desto tiefer werden Sie zu den alten Verkrustungen Ihres Körpers und Geistes vordringen und desto mehr können Sie davon reinigen.

12. Wenn Sie so weit sind, lassen Sie die Klangschale ein letztes Mal ausschwingen, öffnen die Augen sanft und danken sich selbst sowie der Klangschale für die tiefgreifende Reinigung.

ABENDSONNE: DEN TAG AUSKLINGEN LASSEN

Lassen Sie uns den Tag mithilfe von Ritualen genauso bewusst ausklingen, wie wir ihn eingeläutet haben. Die folgenden Anleitungen machen sich den tief entspannenden Effekt der Klangschalen zu Nutze, indem sie diese in abendliche Rituale integrieren. Damit ein angenehmes Einschlafen und Durchschlafen möglich wird, müssen sich zunächst der Körper und der Geist beruhigen. Die alltäglichen Sorgen und die Geschehnisse des Tages werden durch die Schwingungen der Klangschalen sanft davongetragen, damit die nächtliche Erholung eingeleitet werden kann. Kommen Sie runter, lassen Sie los und gleiten Sie in einen wunderschönen Schlaf.

Stretching am Abend: Sanftes Yoga begleitet durch Klänge und Schwingungen

Yoga ist eine uralte Praxis aus Indien, die aus bestimmten Körperhaltungen, den sogenannten Asanas, Meditation, Atemübungen, auch Pranayama genannt, und Weiterem besteht. Darüber hinaus existiert eine komplexe Yoga-Philosophie, die über die Übungen auf der Matte hinausgehen, sodass sich für diejenigen, die das möchten, Yoga zu einer Lebenseinstellung entwickeln kann. Diese Praxis ist dazu in der Lage, Ausgeglichenheit und Gleichgewicht im Menschen auf physischer wie auch auf psychischer Ebene herbeizuführen, denn Yoga steht für Einheit, Harmonie und Verbindung. Körper, Geist und Seele werden gleichermaßen in einem ganzheitlichen Sinne angesprochen. Mittlerweile sind die gesundheitlichen Vorteile des traditionellen indischen Übungssystems weltweit bekannt und durch wissenschaftliche Studien belegt: Yoga hilft bei Depressionen, Stress, Aggressionen, Hyperaktivität, Rückenschmerzen, Gedächtnisbeschwerden und Durchblutungsstörungen, wobei hier nur einige der zahlreichen Vorteile genannt wurden.

1. Wählen Sie einen Raum in Ihrem Zuhause aus, in dem Sie Platz für die kommenden Yoga-Übungen haben. Legen Sie sich eine Yoga- oder eine andere Sportmatte bereit, ansonsten reicht auch ein Teppich oder eine auf den Boden gelegte Decke aus. Stellen Sie Ihre Klangschalen samt Schlägel bereit. Tragen Sie bequeme, lässige Kleidung, die die Dehnung des Körpers zulässt.
2. Begeben Sie sich auf Ihre Unterlage. Stellen Sie eine Klangschale direkt vor Ihren Füßen ab und legen Sie den Schlägel griffbereit daneben.
3. Die erste Yoga-Körperhaltung wird **Tadasana, die Berghaltung**, genannt.

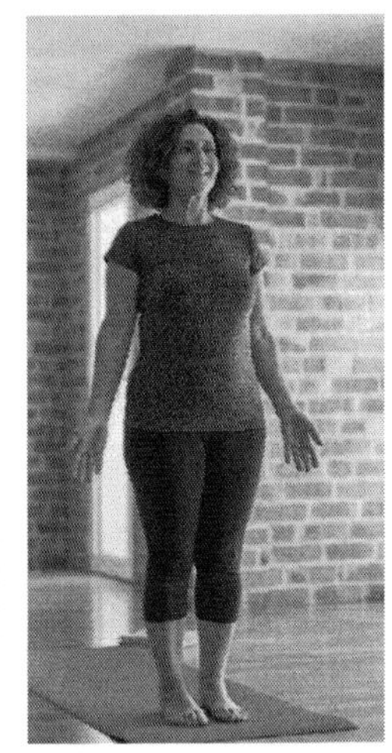

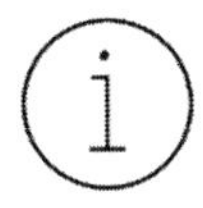

So wird Tadasana, die Berghaltung, ausgeführt:

- Stellen Sie sich aufrecht hin, während Ihre Füße entweder nebeneinander oder hüftbreit auseinander stehen.
- Senken Sie Ihre Schultern, öffnen Sie Ihren Brustraum, aber achten Sie darauf, nicht in ein Hohlkreuz zu verfallen.
- **Tipp:** Ziehen Sie dafür leicht den Bauchnabel nach innen.
- Ihr Blick ist geradeaus gerichtet.
- Die Arme liegen entlang des Körpers und die Handflächen sind nach vorn geöffnet.

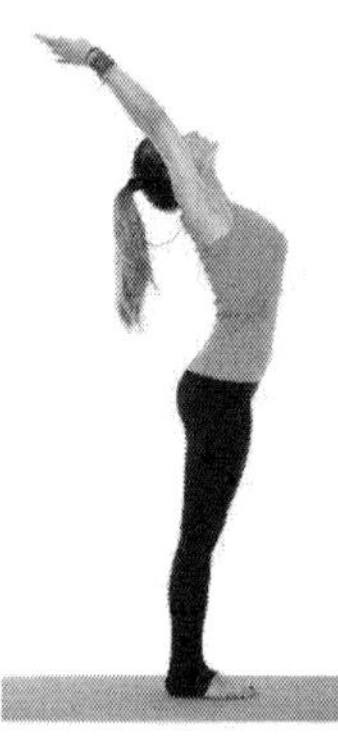

4. Während Sie sich in Tadasana befinden, schließen Sie die Augen und visualisieren eine direkte Verbindung zu der Erde unter Ihnen. Stellen Sie sich vor, wie Ihnen Wurzeln aus den Füßen tief in den Boden wachsen und wie diese Sie mit Stabilität, Geborgenheit und Energie versorgen.

5. Heben Sie nun mit dem Einatmen über die Nase Ihre Arme über die Seiten nach oben und strecken Sie sich dem Himmel entgegen. Sie bilden eine Brücke zwischen oben und unten, Himmel und Erde, Gott und Mutter Natur.

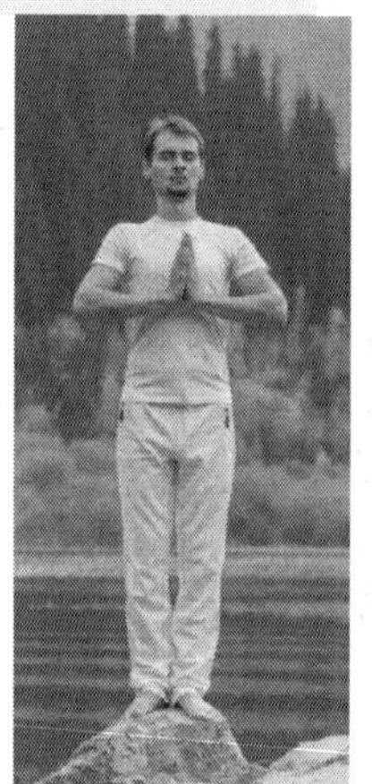

6. Mit dem Ausatmen über den Mund senken Sie die Arme wieder und halten die Handflächen aneinander, in Gebetshaltung, vor Ihrem Herzen.

7. Wiederholen Sie diese bewusste Verbindung aus Körperbewegung und ruhiger, tiefer Atmung dreimal hintereinander. Mit jedem Einatmen über die Nase strecken Sie sich gen Himmel, mit jedem Ausatmen über den Mund lassen Sie alles los, was Sie nicht mehr benötigen.

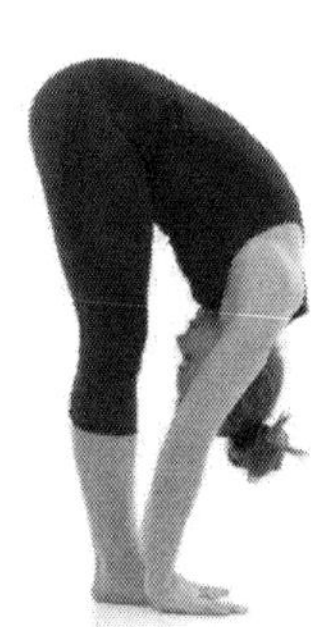

8. Nun wird die zweite Yoga-Übung integriert: **Utanasana, die stehende Vorbeuge**.

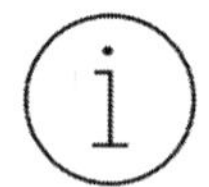

So wird Utanasana, die stehende Vorbeuge, ausgeführt:

- Beugen Sie Ihren Oberkörper nach vorn, ohne dabei die Position Ihrer Beine zu verändern.
- **Tipp:** Wenn es die Flexibilität in den Rückseiten Ihrer Beine noch nicht zulässt, beugen Sie die Knie leicht, um Ihren unteren Rücken zu schonen.
- Bei sämtlichen Vorbeugen ist es wichtig, dass der Rücken gerade bleibt: Es

wird sich immer von der Hüfte, nicht vom unteren Rücken aus nach vorn gelehnt.

- Ihre Arme und Hände können entweder herunterbaumeln, auf dem Boden abgelegt werden oder die entgegengesetzten Ellenbogen greifen, aber auch das Greifen der Beinrückseiten, der Knie, der Schienbeine oder der Knöchel ist legitim. Wählen Sie jene Haltung, die sich für Sie gerade am besten anfühlt.
- Der Nacken und der Kopf bleiben entspannt.

9. Wenn Sie sich nach vorn gebeugt haben, greifen Sie zunächst den Schlägel und spielen die Klangschale sanft an.

Schwingen Sie die Klangschale einmal an

10. Setzen Sie die bewusste Atmung inklusive des Loslassens beim Ausatmen fort, während Ihr Kopf entspannt über der klingenden Schale baumelt.

11. Wenn die Schwingung der Klangschale nachgelassen hat, schlagen Sie diese erneut an.

Schwingen Sie die Klangschale einmal an

12. Sie können auch die entgegengesetzten Ellenbogen greifen und dabei sanft mit dem Oberkörper von links nach rechts schaukeln.

13. Anschließend verschränken Sie Ihre Hände hinter dem Rücken, während Sie sich immer noch in der Vorbeuge befinden, und strecken diese nach oben in Richtung des Himmels.

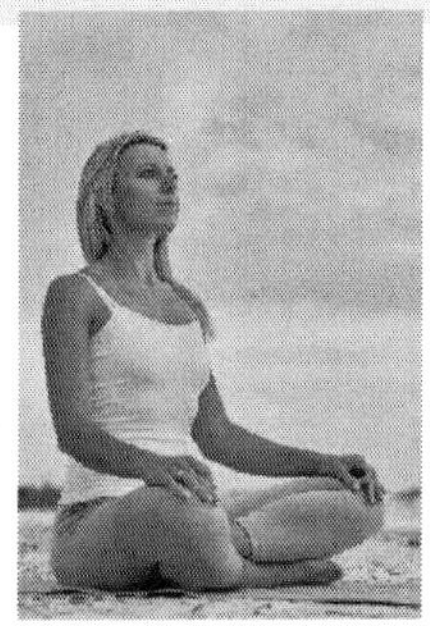

14. Nachdem die Klangschale verstummt ist, beugen Sie Ihre Knie, setzen die Hände auf dem Boden ab und senken die Hüfte Richtung Boden. Setzen Sie sich langsam vor dem Instrument hin.

15. Es folgt die nächste Asana, der **Yogasitz**. Wenn Sie den Lotossitz nicht beherrschen, führen Sie den halben Lotos aus oder begeben sich in den Schneider- oder

Fersensitz.

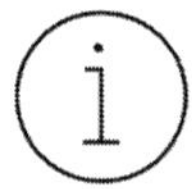

So wird der Yogasitz ausgeführt:

- Setzen Sie 1sich auf den Po und verschränken Sie die Beine vor sich in eine möglichst angenehme Position.
- Achten Sie darauf, dass Ihr Rücken stets aufgerichtet bleibt. **Tipp:** Wenn Sie dies nicht gewährleisten können, hilft es, Ihren Po zu erhöhen. Das gelingt durch eine Unterlage, etwa ein Yogablock, eine Decke oder ein Kissen, auf die Sie sich setzen.
- Ihr Nacken ist entspannt, die Schultern sinken nach unten, der Herzraum öffnet sich und der Blick geht geradeaus.
- Legen Sie Ihre Hände entspannt auf den Knien ab.

Schwingen Sie die Klangschale einmal an

16. Beginnen Sie nun mit den sogenannten **Sufikreisen**.

So werden die Sufikreise ausgeführt:

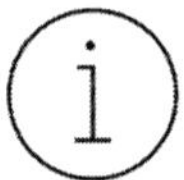

- Drehen Sie Ihren Oberkörper ein paar Male in großen Kreisen um Ihre Mitte herum, während die Hände und der Unterkörper dort bleiben, wo sie sind.
- Während des Einatmens öffnen Sie Ihren Herzraum nach vorne und beim Ausatmen wölbt sich die Wirbelsäule nach hinten.
- Denken Sie daran, auch die Richtung der Kreise zu wechseln.
- **Tipp:** Schließen Sie die Augen, um tiefer spüren zu können, was die Yogaübung in Ihrem Körper auslöst. Visualisieren Sie, wie Sie dabei um Ihre innere Mitte kreisen.

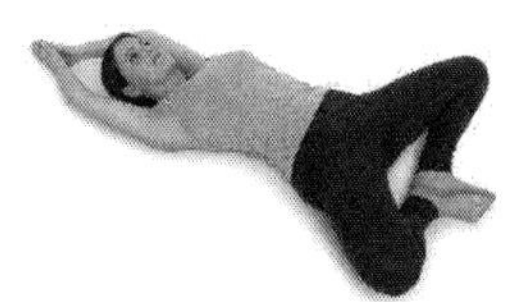

17. Nachdem Sie mit Ihrem Oberkörper wieder zum Stillstand gekommen sind, begeben Sie sich in Rückenlage. Es folgt die letzte Übung: **Supta Baddha Konasana, der Schmetterling in Rückenlage**.

So wird der Supta Baddha Konasana, der Schmetterling in Rückenlage, ausgeführt:

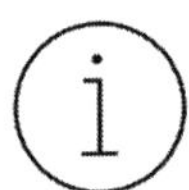

- Nehmen Sie in Rückenlage Ihre Fußsohlen aneinander und lassen Sie Ihre Knie langsam zu beiden Seiten nach außen sinken.
- **Tipp:** Sollte diese Hüftöffnung zu stark sein, legen Sie sich entweder Blöcke, Bücher oder Kissen unter die Knie, sodass Sie sich in dieser Asana entspannen können.
- Die Hände können entweder über den Kopf gestreckt werden oder entspannt entlang des Körpers abgelegt werden.

18. Stellen Sie eine weitere Klangschale auf Ihren Herzraum, nachdem die Klangschale zu Ihren Füßen auf den zusammengeführten Fußsohlen abgestellt wurde.

*19. *Schwingen Sie beide Klangschalen einmal an**

20. Tun Sie nun nichts weiter als zu entspannen, während Sie den Klängen der Schalen lauschen und die Schwingungen wahrnehmen. Atmen Sie tief und ruhig, während Sie nach und nach die Ereignisse des Tages loslassen. Lassen Sie den Abend sanft ausklingen. Verbleiben Sie so lange in dieser Haltung, bis Sie bereit sind, ins Bett zu gehen.

21. Wenn Sie so weit sind, öffnen Sie behutsam Ihre Augen, stellen die Instrumente beiseite und kommen langsam aus der Yogahaltung. Nehmen Sie dafür die Hände zu den Knien und führen Sie sie zusammen. Richten Sie sich nach und nach auf, um anschließend aufzustehen. Am besten ist es, wenn Sie die erreichte Tiefenentspannung nutzen und direkt ins Bett gehen.

Das Abendritual: Besseres Einschlafen durch Klangschalen

1. Bevor Sie schlafen gehen, setzen Sie sich in einer bequemen Haltung auf Ihr Bett und nehmen eine Klangschale zur Hand.
2. **Schwingen Sie die Klangschale einmal an**
3. Schließen Sie die Augen und lauschen Sie den Klängen. Lassen Sie Ihren Tag Revue passieren, ohne die Geschehnisse zu bewerten. Die Bilder dürfen einfach vor Ihrem geistigen Auge vorbeiziehen.
4. Mit jedem Anspielen und mit jedem Atemzug lassen Sie die Ereignisse los. Die Schwingungen tragen die Last des Alltages spielerisch und mit einer Leichtigkeit davon, während Sie die Klänge genießen.
5. Lassen Sie nach und nach die Gedanken zur Ruhe kommen und finden Sie in die körperliche Entspannung. Ihr tiefer Atem und das Singen der Klangschale ist dabei Ihr Fokus. Lassen Sie das Instrument langsam ausklingen, wenn Sie bemerken, dass Sie tiefenentspannt und müde werden. Stellen Sie diese zur Seite und gleiten Sie in einen tiefen, langanhaltenden und erholsamen Schlaf.

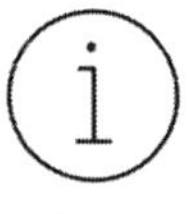

Tipp: Dieses Einschlafritual ist auch hervorragend für Kinder geeignet. Kombinieren Sie die Klänge einfach mit beruhigenden Gute-Nacht-Geschichten und begleiten Sie somit Ihren Nachwuchs in einen wohligen Schlaf.

BONUS: Mit Klangschalen die Aura stärken

DIE AURA – DER SCHÜTZENDE RAUM UM UNS

Wenn man einen Menschen betrachtet, so scheint es, als bestünde er lediglich aus seinem Körper. Doch dem ist nicht so, denn es existiert mehr, als wir mit unseren bloßen Augen erkennen können. Sie kennen bestimmt auch diese Aussagen wie „Du hast so eine beruhigende Ausstrahlung“, „Wenn du den Raum betrittst, geht die Sonne auf“ oder „Mir wird immer so warm ums Herz, wenn ich dich sehe“. Diese Sätze weisen darauf hin, dass es eine Art Energiefeld um uns herum geben muss, das unsere Mitmenschen meist unbewusst erspüren können.

Kennen Sie das, dass, wenn Sie sich in einer Situation befinden, in der Ihr Gegenüber durch starke Emotionen wie Aufgebrachtheit, Wut oder Frustration aufgeladen ist, Sie diese Gefühle spüren können? Vielleicht nehmen Sie diese durch die allseits bekannte „dicke Luft“ wahr oder Sie bemerken, dass Sie plötzlich auch zornig und frustriert werden, obwohl es dafür eigentlich keinen Grund gibt.

Die sieben Auraschichten

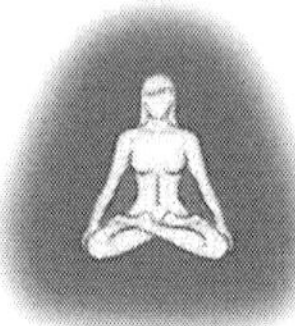

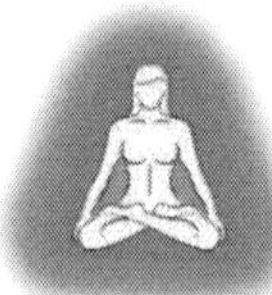

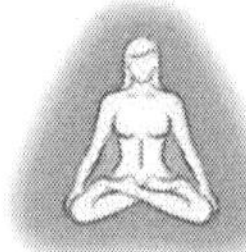

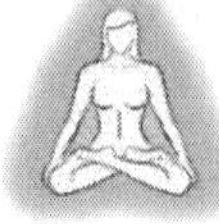

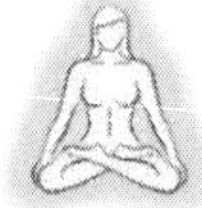

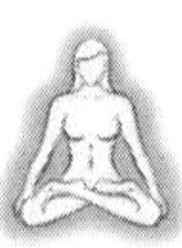

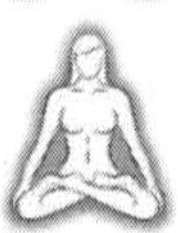

Hier handelt es sich um eine Form von Energieübertragung, die sich durch Emotionen äußert. Wir müssen nicht einmal andere Menschen physisch berühren, um von deren Kraftfeld, das sie umgibt, beeinflusst zu werden. Dieses wird Aura genannt und es befindet sich nicht nur im Körper, sondern die Aura geht über diesen hinaus – bis zu zweieinhalb Meter, wenn sie stark und gesund ausgeprägt ist.

Die Aura ist eine Manifestation der Lebenskraft, die jegliches Lebendiges, ob Tier, Pflanze, Mineralien oder Orte, besitzt. Da alles aus Energie besteht, ist auch die Aura ein geistiges Feld, das sich in alle Richtungen ausstreckt. Sie ist nicht nur ein energetisches Spiegelbild des Menschen, den sie umgibt, sondern sie bildet zudem einen schützenden Raum um uns.

Sie repräsentiert den körperlichen, emotionalen und geistigen Zustand des Menschen, sodass sich auch ein Ungleichgewicht, eine Blockade oder Krankheiten in der Aura zeigen. Das Kraftfeld ist demnach stets lebendig, denn es befindet sich in einem dauerhaften Wandel aus Anpassung und Veränderung.

HARMONISIERUNG DER AURA DURCH KLANG

Die Aura kann wieder harmonisiert werden, wenn sie durch ein Ungleichgewicht jeglicher Art geschwächt ist. Alle Heilmethoden, die eine höhere Schwingung kreieren und positive, heilende Frequenzen auslösen, wirken sich auch ausgleichend auf das Energiefeld um uns herum aus. Da Klangschalen ebendiesen Effekt erzielen, sind sie ein hervorragendes Instrument, wortwörtlich, um mit der Aura zu arbeiten.

Alles, was existiert, besitzt eine eigene Schwingungsfrequenz, da alles aus Energie besteht. Auch das Kraftfeld um uns herum kennzeichnet sich durch sein ureigenes Schwingungsverhalten, welches sich aus dem ganzheitlichen Zustand des jeweiligen Menschen ableitet. Grundsätzlich kann festgestellt werden, dass, wenn es ihm gut geht, er also positive Gefühle empfindet und gesund ist, er höher schwingt, als wenn es ihm schlecht geht. Wenn wir uns in einem Ungleichgewicht befinden und unser Körper Störungen aufweist, können die Vibrationen nicht frei hindurchgeleitet werden. Das hat zur Folge, dass die Fähigkeit, zu schwingen, nachlässt – der Körper ist sozusagen „verstimmt". Um zu unserer ureigenen Schwingung zurückzukehren, bedienen wir uns dem Klang.

> Erfahrene Klangschalentherapeuten besitzen die Fähigkeit, anhand des Klangverhaltens zu erkennen, inwiefern der Mensch in der Lage ist, mit der Schwingung des Instrumentes in Resonanz zu gehen. Sie können heraushören, ob der jeweilige Körper gesund genug ist, um die Schwingung hindurchzulassen, oder ob er diese blockiert. Ersteres zeigt sich in einem harmonischen Klang, Letzteres erzeugt einen dissonanten Ton beziehungsweise einen Klang, der nur bis zu einem bestimmten Punkt schwingt und dann nachlässt.

Sobald eine Klangschale angeschlagen wird, werden Schwingungen erzeugt, die sich konzentrisch im Raum ausbreiten. Diese feinsten Vibrationen durchdringen jede Materie und erreichen somit auch die verschiedenen

Schichten der Aura. Hier werden die möglichen Blockaden angeregt, woraufhin sie sich nach und nach auflösen.

Klänge sind also ein sehr effektives Hilfsmittel bei der Beseitigung energetischer Blockaden in der Aura. Sie synchronisieren die Gehirnwellen und stellen die Verbindung zwischen den verschiedenen Ebenen wieder her, aus denen wir bestehen. Wenn nun also ein erkranktes Gewebe oder ein Organ eine dissonante Frequenz aussendet, da es nicht mehr in der Lage ist, auf eine gesunde Art und Weise zu schwingen, nehmen wir die ersten Anzeichen oder Beschwerden wahr. Klangschalen erzeugen jene Frequenzen, die ein gesunder Körperteil ausstrahlen würde, weshalb der Energiefluss nicht nur erneuert, sondern auch optimiert wird. Zudem wirken sich krankhafte Frequenzen auf die Chakren aus, die daraufhin unausgeglichen oder unterversorgt werden. Auch darauf wirken Klänge ein, denn die Zusammenstellung der harmonischen Obertöne stellt das Gleichgewicht innerhalb der Energiezentren wieder her. In diesem Zusammenhang wirken die Chakra-Klangschalen besonders effektiv, da sie speziell auf die jeweiligen Frequenzen der einzelnen Chakren abgestimmt sind und so zielgerichtet eingesetzt werden können.

Somit wird durch Klänge und harmonische Schwingungen der Fluss der Lebensenergie in den Energiebahnen und Energiezentren wiederhergestellt. Doch worum handelt es sich hierbei eigentlich genau?

DIE LEBENSENERGIE, ENERGIEBAHNEN UND ENERGIEZENTREN DER AURA

Die Aura des Menschen bildet um ihn herum ein gewaltiges Energiefeld, das zudem die Lebensenergie, Energiebahnen und Energiezentren aufweist. Auf diese gehen wir nun näher ein.

Die Lebensenergie: Die Basis unserer Existenz

Die Lebensenergie ist jene universelle Kraft, ohne die nichts Lebendiges existieren könnte. Sie steuert alles im Körper, ob es die physischen Funktionen, wie zum Beispiel das Verdauungs-, Immun- oder Herz-Kreislauf-System, oder die geistigen Funktionen sind, wie unter anderem unsere Gedanken, Gefühle, aber auch das Ausleben unserer Begabungen und Talente. In den verschiedenen Kulturen der Welt ist die Lebensenergie unter vielen Namen bekannt:

- In Indien wird sie **Prana** genannt und mit dem „Lebensatem" oder dem „Elixier des Lebens" gleichgesetzt. Die Inder schwören auf einen ganzheitlich gesunden Lebensstil mit Meditation und Yoga, um das Prana zu stärken.
- In China und der Traditionellen Chinesischen Medizin wird von dem sogenannten **Qi** gesprochen. Es ist die treibende Kraft für alles, was ist, denn ohne dieses könnte kein Grashalm wachsen, kein Mensch könnte gehen, die Sonne würde nicht scheinen und kein Wind könnte wehen.
- In der griechischen Antike wurde der Begriff **Pneuma** für „Luft, Hauch" oder „Geist" verwendet. Dieser kosmischen Macht wurde nachgesagt, mit dem Blut durch die Adern des Menschen zu fließen und so den gesamten Körper zu beeinflussen.
- In der Zeit der Spätantike beziehungsweise im frühen Mittelalter sprachen die alten Germanen von **Wyrd**, das als ein Netz identifiziert wurde, welches alles mit allem verbindet.
- Des Weiteren verwenden die Japaner den Begriff **Ki**, die Tibeter nutzen **Lung, Tripa und Päken**, während die Polynesier mit **Mana** die Lebensenergie beschreiben.

Sobald die Lebensenergie aus der Balance geraten ist oder diese nicht ausreichend im gesamten Körper verteilt werden kann, leidet die Gesundheit des Betroffenen automatisch darunter. Jegliche Erkrankung, unabhängig davon, wie diese sich äußert, findet ihren Ursprung in der mehr oder minder von dem optimalen Zustand abweichenden Lebensenergie. Da die Lebensenergie in der Aura beinhaltet ist, zeigt das energetische Kraftfeld um den Menschen herum genau an, wie es um seine Lebensenergie steht.

Die Meridiane: Die Energiebahnen des Körpers

Die Lebensenergie muss sich auf irgendeiner Weise im gesamten Organismus verteilen können: Dies geschieht über die Energiebahnen des Körpers. Die Einwohner Indiens, die die Lebensenergie mit Prana beschreiben, sprechen hier von den sogenannten Nadis, die das Prana im kompletten System verteilen. Die drei bedeutendsten Energiekanäle sind der Sushumna, der zentrale Nadi, sowie Ida und Pingala. Sie finden ihren Ursprung im Beckenraum und verlaufen zum Kopf hinauf, wobei Sushumna gerade an der Wirbelsäule emporragt, während Ida und Pingala sich an diesem entlangschlängeln und kreuzen. Diese Nadis verlaufen ebenso durch die Chakren, auf die wir gleich noch näher zu sprechen kommen.

In der Traditionellen Chinesischen Medizin werden diese Energiebahnen **Meridiane** genannt. Sie beschreiben jene Leitbahnen, die alle Organe, Gewebe, Sinne und Zellen mit dem Qi versorgen, sodass wir leben können. Insgesamt existieren 12 Hauptmeridiane und weitere Nebenmeridiane, die ein umfangreiches Netz durch den gesamten Körper bilden. Auf diesen liegen übrigens die allgemein bekannten Akupunkturpunkte, auf die im Rahmen der traditionellen chinesischen Heilmethoden zur Behandlung von Beschwerden eingewirkt wird.

Die Funktion der Energiekanäle liegt darin, dass die Lebensenergie stets im Fluss bleibt und so frei zirkulieren kann. Eine gesunde und kräftige Lebensenergie ist in der Lage, mit äußeren Einflussfaktoren, wie Ungleichgewichten oder Störungen, umzugehen, sodass sie alle Körperbereiche weiterhin durch die Meridiane erreichen kann. Diese Kanäle stehen in einer engen Verbindung und einem direkten Austausch mit der Aura. Durch die Energiebahnen wird Harmonie und Gleichgewicht im Körper möglich.

Die Chakren: Die Energiezentren des Körpers

KRONEN
Chakra
- Spiritualität
-Bewusstheit
- universelles
Bewusstsein
-höchste
Erkenntnis
HERZ
Chakra
- Beziehung
- Liebe
- Mitgefühl
- Herzenswärme
- Heilung
STIRN
Chakra
- Wahrnehmung
- Intuition
- Erkenntnis
- Willenskraft
SAKRAL
Chakra
- Sexualität
- Gefühle
- Kreativität
- Begeisterungs-
fähigkeit
- Erotik
HALS
Chakra
- Ausdruck
- Kommunikation
- Inspiration
- Offenheit
WURZEL
Chakra
- Überleben
- Instinkte
- Urvertrauen
- Stabilität
- Durchsetzungs-
fähigkeit
SOLARPLEXUS
Chakra
- Wille
- Macht
- Persönlichkeit
- Weisheit
- Verarbeitung von
Erlebnissen und Gefühlen

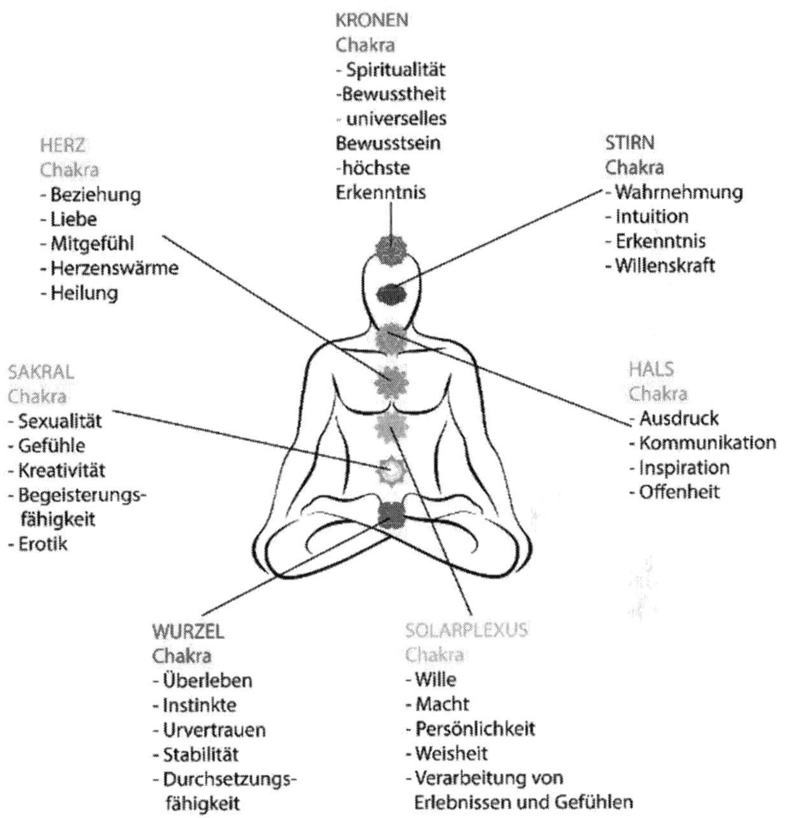

Die Energiezentren der Aura sind allgemein unter der Bezeichnung Chakren bekannt. Ein Chakra ist ein sich drehender Energiewirbel, der entlang des zentralen Energiekanals, dem Sushumna, an der Wirbelsäule gelegen ist. Diese energetischen Zentren sind die Verbindungspunkte zwischen dem physischen Körper des Menschen und den feinstofflichen Körpern der Aura. Die Aufgabe der Chakren ist es, sämtliche Ebenen unseres Seins mit der bedeutsamen Lebensenergie zu versorgen, indem diese Kraft sowie Informationen zwischen den Ebenen übertragen werden. Jedes Zentrum ist sowohl Sender als auch Empfänger und Transformator von Energien. Sie agieren als Ventile, die die Kommunikation innerhalb der verschiedenen Zonen, die unsere Aura ausmacht, ermöglichen. Das Kraftfeld um uns herum zieht die kosmischen Energien an, speichert diese und gibt sie an die Chakren ab. Die in den Zentren generierten Schwingungen gehen wiederum zurück an die Aura.

Chakren nehmen somit eine wichtige Rolle bezüglich unserer Existenz ein, denn sie beeinflussen maßgeblich unsere körperliche und geistige Gesundheit sowie unser persönliches Wachstum, unsere spirituelle Entwicklung und unser Bewusstsein.

Der Mensch besitzt zahlreiche Energiezentren in seinem Körper, doch davon entsprechen nur sieben den Hauptchakren. Jedes Chakra besitzt eine andere Bedeutung, wobei jedem verschiedene Eigenschaften zugeschrieben werden. Probieren Sie zur Einstimmung folgende Meditation ‚Die Kristallhöhlen' aus und begeben Sie sich auf eine Reise durch die Chakren! Scannen Sie dazu einfach folgenden QR-Code:

https://bit.ly/3ABsQOx

Link oder QR-Code
zum Audio-Guide

Hauptchakra, von unten nach oben	Farbe	Lage	Bedeutung
1. Wurzelchakra	rot	Gesäßbereich, am Damm	Ur-Vertrauen, Stabilität, körperliche Bedürfnisse, Überleben
2. Sakralchakra	orange	Direkt unter dem Bauchnabel	Emotionen, Kreativität, Erfolg, Sexualität, Lebenslust
3. Solarplexuschakra	gelb	Direkt über dem Solarplexus	Gedankenmuster, Intellekt, Glaubenssätze
4. Herzchakra	grün	Mittig auf der Brust	Liebe, Hingabe, Herzensfreude, Mitgefühl
5. Halschakra	hellblau	Am Kehlkopf	Ausdruck, Kommunikation, Individualität
6. Stirnchakra	violett	Mittig zwischen den Augenbrauen	Der Ausdruck der Seele
7. Kronenchakra	Weiß, transparent	Am Scheitel	Höheres Selbst, göttliche Verbindung

Störungen des Energieflusses: Wenn die Energie blockiert ist

Die Aura des Menschen ist ein sehr beeindruckendes, umfangreiches und komplexes Energiesystem, das unter schlechten Bedingungen, wie einem kranken Körper und Geist, großes Potenzial für Störungen besitzt. Ein Stau oder Stocken des Energieflusses innerhalb der Bahnen und Zentren führt unweigerlich zu körperlichen, geistigen oder seelischen Leiden. In besonders schweren Fällen kommt die Lebensenergie sogar vollständig zum Erliegen.

Traumatisierende Ereignisse oder schwere Schicksalsschläge bewirken in uns meist eine Abwärtsspirale der Gedanken und Gefühle, was zur Folge hat, dass wir Emotionen wie Verzweiflung, Angst, Wut oder Panik verspüren. Im Gegensatz zu lichten Gedanken, wie Liebe, Herzlichkeit oder Mitgefühl, die sich ausdehnen, erzeugen die genannten dunklen Emotionen niedrige, sich zusammenziehende Schwingungen, die wiederum Störungen bilden, an denen der Fluss der Lebensenergie nicht mehr vollständig gewährleistet werden kann. Zudem komprimieren Traumata die Chakren auf das absolute Minimum, wodurch der Austausch von Energien und Informationen in diesen Zentren durch die Blockade erschwert wird und im schlimmsten Fall nicht mehr gegeben ist. Somit leidet automatisch die Aura, denn ihre zahlreichen feinstofflichen Körper werden nicht länger ausreichend versorgt, gleichzeitig kann der physische Körper nicht länger die universelle Kraft, die durch die Aura gewonnen wird, empfangen. Das Problem mit Blockaden ist, dass sich immer mehr Staus aufgrund der bereits vorhandenen Störungen bilden, wenn diese nicht behoben werden. So entstehen Ungleichgewichte und Krankheiten im Menschen.

Doch hier kommt eine gute Nachricht: Eine Störung im Energiefluss ist niemals ein endgültiger Zustand, das heißt, dass sie mit den richtigen Techniken immer wieder aufgelöst werden kann. Neben der Klangtherapie wurden einige dieser Methoden bereits in diesem Buch genannt.

AURAREINIGUNG

Eine Reinigung der Aura wird immer dann notwendig, wenn diese verschmutzt ist. Bei Menschen, die häufig, wie bereits angesprochen, niedrig schwingende Emotionen, darunter Neid, Missgunst, Verzweiflung oder Angst, empfinden, zeigt sich diese Negativität automatisch auch in dem Energiefeld, das sie umgibt. Das Gleiche gilt bei toxischen Gedankengängen, wie Selbsthass, Rachegedanken oder zerstörerische Vorstellungen, wobei es unbedeutend ist, ob es dabei um uns selbst oder um andere Menschen geht. Letztendlich schädigen wir damit in erster Linie uns selbst am meisten, denn was immer wir anderen in Gedanken, Worten oder Taten antun, erhalten wir selbst zurück. Senden wir Liebe und Mitgefühl, gelten diese auch für uns, denn allein das Empfinden dieser Gefühle für jemanden oder etwas anderes tut uns gut und hebt unsere Schwingung an. Senden wir andererseits Demütigungen, Beschuldigungen oder Feindseligkeiten, so schaden diese Gefühle uns selbst und schwächen die Aura um uns herum. Der Raum aus Energie, der uns umgibt und uns eigentlich schützen sollte, verliert an Kraft, wird trüb und schwach.

Wann ist eine Aurareinigung notwendig?

Anzeichen für eine verschmutzte Aura finden sich in ständiger schlechter Laune, Müdigkeit, in häufigen Krisen und in einer allgemein negativen Einstellung gegenüber dem Leben. Auch das häufige Erkranken und die leichte Beeinflussung durch äußere Faktoren deuten darauf hin, dass das schützende Feld um uns herum seine Arbeit nicht vollständig und zur Genüge ausführen kann. Hier verschafft eine Reinigung der Aura durch Klangschalen Abhilfe.

Die Reinigung der Aura durch Klänge und Schwingungen: eine Anleitung

1. Begeben Sie sich an einen ruhigen Ort, an dem Sie über die Dauer der Anwendung ungestört sind.
2. Nehmen Sie eine bequeme Körperhaltung ein, das kann zum Beispiel im Stehen oder Sitzen sein.
3. Wählen Sie eine Klangschale mit einem für Sie angenehm harmonischen Klang und den dazugehörigen Schlägel. Stellen Sie das Instrument auf Ihre flache Hand.
4. Heben Sie das Exemplar auf die Höhe Ihres Kopfes an.

Schwingen Sie die Klangschale einmal an

5. Lassen Sie sie schwingen, während Sie die Schale an der gesamten Vorderseite Ihres Körpers entlangführen. Dabei gehen Sie immer tiefer und tiefer, bis Sie an Ihren Füßen angekommen sind. Schlagen Sie die Klangschale zwischendurch erneut an, sodass diese stets schwingt und singt.
6. Wiederholen Sie diese Geste, bis Sie eine Erleichterung verspüren oder der Meinung sind, dass es nun genug ist.
7. Spüren Sie anschließend nach und nehmen Sie den Unterschied wahr, der sich aus den Empfindungen, die Sie vor der Anwendung hatten, und dem Gefühl, das Sie jetzt haben, ergibt.

Tipp: Lassen Sie die Aurareinigung von einem Partner durchführen, der die Klangschale auch an der Körperrückseite anschwingen lassen kann.

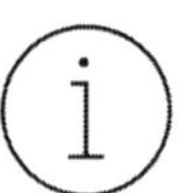

Geist, Körper und Klang in Resonanz

Wann immer wir uns in einer schwierigen Situation befinden, die auf einem Problem basiert sowie mit Emotionalität und Stress angereichert ist, ist es wirklich nicht leicht, einen klaren und kühlen Kopf zu behalten. Die ausgeschütteten Stresshormone machen es uns schwer, mit logischem Denken an einer Lösung zu arbeiten bzw. die gesundheitsschädigende Anspannung abzubauen, wenn sich der Körper in einem Modus befindet, der lediglich auf Kampf oder Flucht ausgerichtet ist. Dabei liegt die Lösung für die Überwindung dieses Überlebensprogramms, welches die Energie vorwiegend in die physischen Prozesse weiterleitet, auf geistiger Ebene: Gelingt es uns, die inneren angst- und stressgesteuerten Gedanken in einer schwierigen Situation zum Schweigen zu bringen, kehrt wieder Ruhe ein. Das wiederum versetzt uns in einen Zustand der geistigen Klarheit, in dem wir mit Sinn und Verstand lösungsorientiert denken können. Der einfachste Weg, um zu diesem Zustand zu gelangen, ist, eine Klangschale zur Hand zu nehmen und diese anzuschlagen. Sie müssen nichts weiter tun, als sich dem Klang hinzugeben und ihm in die Stille zu folgen, denn damit beruhigen Sie nicht nur Ihren Geist, sondern gleichzeitig auch den Körper. Wann immer Sie es also brauchen, haben Sie mit den Klangschalen ein Werkzeug erhalten, das Ihnen sofortige Erleichterung bringen kann, und das zu jeder Tageszeit sowie unabhängig vom Ort, an dem Sie sich gerade befinden. Das ist wahre Selbsthilfe. Ich wünsche Ihnen von Herzen, dass Sie den Klangschalen einen Platz in Ihrem Leben geben und diesen wunderbaren Instrumenten erlauben, Ihnen in jeglicher Lebenslage und -phase dienlich zu sein. Gehen Sie mit Ihrem Körper und Geist in Resonanz mit dem Singen der Klangschalen. Sie werden es nicht bereuen.